J. Parow · Stimmschulung

Dr. med. J. Parow

Stimm-schulung –

ihre Technik zur Erhaltung,

Kräftigung und Wiederherstellung

der gesunden Stimme

2., überarbeitete Auflage

Mit 47 Abbildungen

PARACELSUS VERLAG STUTTGART

ISBN 3-7899-0051-6

INHALT

VORWORT

Mit dieser neuen, umgearbeiteten Ausgabe der «Funktionellen Stimmschulung» ist beabsichtigt,

das Thema genau abzugrenzen,

auf die maßgebliche Rolle der willkürlich lenkbaren Muskeln ausdrücklich hinzuweisen,

die Übungstechnik der Stimmschulung mit allen Variationen erschöpfend zu schildern.

Es handelt sich in dieser *Elementarschule* der Stimme ausschließlich um die *mechanischen, funktionell-anatomischen Vorgänge,* durch die der Ton erzeugt und geformt wird. Angesichts der engen Verbindung zwischen Atmung und Stimme mußten diese seinerzeit in die vom Verfasser ausgearbeitete Übungstherapie der Atmung miteinbezogen werden. Dabei traten Zusammenhänge und Regeln zutage, deren Kenntnis für die spezielle Schulung der Stimme von noch größerer Bedeutung ist als für die der Atmung.

Sie sind hier – in erster Linie für die Fachleute der Stimmbildung – als *Grundschule der Stimme* systematisch zusammengefaßt. Diese kann für sie selbstverständlich nicht mehr als ein relativ kleiner Abschnitt der gesamten, vielschichtigen Gesangsausbildung sein. Aber ihr muß darin füglich die – im wahren Sinne des Wortes –

tragende Rolle als Fundament zuerkannt werden, auf das sich jene, die «Hochschule der Stimme», aufbaut

und mit dem das ganze darüber errichtete Kunstwerk steht und fällt; nicht mehr, aber auch nicht weniger! Ist doch «gutes Stimmaterial», d. h. die *gesunde* Stimme, als Voraussetzung der Ausbildung zum Kunstgesang unentbehrlich.

Diese Anleitung wendet sich aber nicht nur an die Stimmbildner, sondern sie ist so abgefaßt, daß jeder, der seine Stimme bewahren will, diese selbständig und erfolgreich damit schulen kann. Die zur Erhaltung der eigenen Leistungsfähigkeit – der vollen Gesundheit – notwendigen Kenntnisse sind jedem zugänglich und nicht etwa nur Fachleuten oder Wissenschaftlern vorbehalten.

Auch ist eine praktische Anleitung wie diese hier keineswegs Sache der wissenschaftlichen Forschung. Selbstverständlich gibt es zwischen ihr und dem Erfahrungswissen der Könner keine Unstimmigkeiten. Beide sind aber auch nicht aufeinander angewiesen oder voneinander abhängig und für die künstlerische Leistung war jene nie von Belang*).

Der *Sänger* kann mit Hilfe dieser Anleitung

1. seine Stimme gesund und leistungsfähig *erhalten,*

2. jede Einbuße an Qualität, einschließlich ihres angeblich unvermeidlichen Altersverfalls, sicher *verhüten,*

3. vorhandene Fehler und Schwächen *beseitigen* und die volle Leistungsfähigkeit *wiederherstellen,*

4. seine Stimme soweit *kräftigen* und *entwickeln,* wie es der Kunstgesang verlangt, so daß ihm der volle mühelose Klang auch unter höchsten Anforderungen und in extremen Lagen gesichert ist.

Der *Redner,* an dessen Stimme weniger Ansprüche gestellt werden, kann sich damit begnügen,

seine Stimme zu erhalten und Fehler zu vermeiden, resp. sich abzugewöhnen (Punkt 1–3).

EINLEITUNG

Der *Klang* der Stimme wird vom Atmungsapparat hervorgebracht. Dessen oberer Teil dient dabei als Musikinstrument, das, etwa einer Schalmei vergleichbar, von unten her von den Lungen angeblasen wird. Dieses Instrument kann wie jedes andere sowohl korrekt als auch fehlerhaft gehandhabt werden. *Da es aber aus lebendem Gewebe besteht und den Klang mit Hilfe von Muskeln zustande bringt,* unterliegt sein Spiel nicht nur den dafür geltenden mechanischen Gesetzen,

---

*) So wenig, wie die imponierenden Forschungsresultate der Satelliten über die Sonne das Erfahrungswissen des Bauern über deren Wirkung auf ihn und seine Erde bereichern kann.

sondern außerdem noch besonderen *biologischen Regeln.* Infolgedessen kann das *Stimmorgan* einerseits wie jedes andere Instrument Schaden erleiden und unbrauchbar werden, andererseits aber auch

durch Üben erhalten, verbessert und sogar wiederhergestellt werden.

Die Muskeln des Stimmorgans sind Skelettmuskeln (die ihrem Bau nach auch als «quergestreifte» bezeichnet werden). Diese Muskeln dienen einerseits zum *Halten,* andererseits zum *Bewegen,* wobei beide Funktionen ineinandergreifen. Sie wirken dabei ähnlich wie Spiralfedern, können aber, im Gegensatz zu Metallspiralen, ihre Länge und ihre Spannung selbsttätig ändern. Beim Bewegen geschieht beides; Halten besteht in einem mehr oder weniger starkem, der jeweiligen Belastung sich anpassendem Anspannen.

Die Muskeln arbeiten im allgemeinen *automatisch,* d. h., ohne bewußte Kontrolle, und unterliegen dabei verschiedenen unbewußten, inneren Einflüssen (Stimmungen u. a.); sie können jedoch jederzeit bewußt gehandhabt und kontrolliert werden.

Daher kann sich ihre Arbeitsweise einerseits *unwillkürlich ändern,* andererseits kann sie aber auch *willkürlich geändert werden.* So kommt es,

daß diese Muskeln von der korrekten – das ist die konstruktionsgerechte – normalen Arbeitsweise abweichen können und damit an Nutzeffekt (Wirkungsgrad), Leistungsfähigkeit und Belastbarkeit verlieren,

daß sie aber andrerseits auch korrigierbar sind und ihre normale, günstigste Arbeitsweise wieder eingeübt weden kann.

Ebenfalls erklärt sich so die Tatsache,

daß ihre Spannkraft sowohl durch ungenügenden Einsatz nachlassen als auch durch Üben erhalten, wiederhergestellt und erhöht werden kann.

Diese Eigentümlichkeiten der Muskelarbeit sind von größter praktischer Bedeutung: die spielende Leichtigkeit ihrer Leistung, nicht zuletzt der artistischen, ist nur bei konstruktionsgerechtem Einsatz einer *kräftigen und geübten* Muskulatur gewährleistet; nur diese arbeitet mit dem dafür entscheidenden Minimalaufwand. Daher ist auch

der volle, «mühelose» Klang der Stimme nur bei perfektem Funktionieren eines mit kräftigen, geübten Muskeln ausgestattetem Stimmorgans möglich und unter allen Umständen gesichert.

Die Stimme gleicht darin allen anderen Äußerungen menschlichen Verhaltens in Haltung, Bewegung und Gebärde, die, wie sie, durch Muskeltätigkeit zustande kommen. Hier wie dort ist das korrekte Spiel kräftiger, geübter Muskeln die Voraussetzung der Gesundheit der Leistung *und* der Schönheit! «Die Anmut», so SCHILLER, «beruht auf der Kraft». Auch die Stimme behält ihre volle Leistungsfähigkeit nur dann, wenn sie ausreichend und korrekt benutzt und geübt wird. Wird diese aus Übungsmangel oder durch Mißbrauch eingeschränkt, verfällt der Klang der Stimme in ähnlicher Weise wie die Haltung der Wirbelsäule oder die Arbeitskraft des Herzens. Verschlimmernd in dieser Richtung wirkt das unwillkürliche Bemühen, die Schwäche durch angestrengtes, verstärktes Anspannen der Muskeln auszugleichen; häufig werden dabei auch noch benachbarte Muskelgruppen mit herangezogen, die an sich nicht für diese Aufgabe vorgesehen sind.

Diese gesetzmäßige Beziehung zwischen Muskeleinsatz und Leistung*), allen Musikern und Artisten geläufig, erklärt das vorzeitige Nachlassen der «überanstrengten» Stimmen und das häufige Auftreten von Stimmbanderkrankungen bei Gesangskünstlern und Berufsrednern. Die gleiche Entwicklung kann auch durch falsche Vorstellungen oder irgendwelche angenommene Manieren eingeleitet werden.

Die Schäden sind an der Stimme schneller herauszuhören als sie sonst – an Haltung, Körperform und Bewegung – augenfällig werden: anfangs als gelegentliche Unsicherheit, bald aber an einer deutlichen Beeinträchtigung des Klanges, der an Mühelosigkeit, Fülle und Umfang verliert. Sie entstehen, wie dort, aus den gleichen Ursachen und nach den obenerwähnten Regeln, wenn

---

*) Theoretisch in der «Funktionellen Atmungstherapie» des Verfassers (3. Auflg. 1973 bei Georg Thieme Verlag, Stuttgart) S. 53 unter «Ausgleichsfunktion, Fehlfunktion und Leistungsminderung» ausreichend erläutert; viel besser und in klassischer Weise von KLEIST in seinem «Marionettentheater» dargestellt.

innere, unbewußte Einflüsse das freie Spiel der Muskulatur stören oder diese durch ungenügende Beanspruchung an Spannkraft verliert.

Da Muskeln ihre Gewohnheiten – und damit ihre *eingeübten* Fehler – behalten, selbst wenn deren Ursachen inzwischen fortgefallen sein sollten,

schwinden Stimmschäden so gut wie nie von selber, sondern müssen durch systematisches Üben beseitigt werden.

Das *Üben* ist für die Stimme immer und in allen Fällen *unentbehrlich* und von entscheidender Bedeutung. Das gilt sogar dort, wo diese bei gewöhnlicher Beanspruchung noch einwandfrei funktioniert und sonst keine besonderen Ansprüche an sie gestellt werden.*)

Vom ersten Tag seines Lebens an übt der Säugling durch Schreien und Lallen diejenigen Muskeln, mit denen er später singen und sprechen soll, genau so wie er, eifrig stampelnd, alle jene trainiert, mit denen er eines Tages stehen und gehen muß. So wird die Stimme des Kindes «auffallend» kräftig und weittragend. Sie bleibt es auch, es sei denn, daß ihre Entfaltung von der Umgebung verhindert wird. Aber auch wenn sie diesem Schicksal entgeht, muß die Stimme, um auf der Höhe zu bleiben, fortlaufend geübt werden: Singen, ihr «natürliches Spiel», war, so wie heute noch bei Naturvölkern der Fall, vor ein paar Generationen auch bei uns ein selbstverständlicher Teil des täglichen Lebens, auch bei der Arbeit!

Über dieses, schon für gewöhnliche Beanspruchung notwendige, Üben hinaus muß die Stimme für den *Kunstgesang besonders trainiert* werden. Nur dann erreicht ihre Muskulatur jenes Höchstmaß an Kraft und Geschicklichkeit, die es dem Sänger ermöglicht, sie sicher und spielend zu handhaben und seinen Vortrag kunstvoll zu gestalten.

Stimmfehler schließlich, deren Ursachen oben eingehend erläutert wurden, können selbstverständlich nur durch systematisches, korrigierendes Üben beseitigt werden.

---

*) Muskeln erwerben und behalten ihre Spannkraft *nur* durch Arbeit, d. h., *ausgiebige* Benutzung einschließlich regelmäßiger, zeitweiliger stärkster Anspannung.

Das leistungssteigernde wie auch das korrigierende Üben ist erheblich langwieriger als das leistungserhaltende Üben der intakten Stimme; man darf nur, besonders bei den ersteren nie vergessen, daß es beim Üben nicht nur auf häufiges Wiederholen, sondern noch mehr auf exakte Ausführung ankommt.

Alles Üben aber ist allein die Aufgabe des Betreffenden selber! Ein Instrument läßt sich ersetzen oder vom Fachmann reparieren; beim Stimmorgan mit seinen Muskeln ist man auf das eigene Üben angewiesen; der Fachmann kann hier nur raten und unterweisen.

Bei *allen* Stimmen, besonders aber denen der Berufsredner, ist also ein gewisses leistungserhaltendes Üben angebracht,

kann und muß jede Schwäche beseitigt werden.

Im *Kunstgesang* kommt, als unentbehrlich auch bei intakter Stimme, das leistungssteigernde Üben hinzu.

Zu den Aufgaben der Stimmschulung gehören daher

1. das absolut korrekte Arbeiten der Muskeln so einzuüben, daß es bei allem Sprechen und Singen zur automatischen Gewohnheit wird (Leistungserhaltung),

2. die Spannkraft der beteiligten Muskeln zu erhalten und eventuell zu erhöhen (Leistungssteigerung).

Gegebenenfalls, um beides zu ermöglichen,

3. fehlerhafte Gewohnheiten zu beseitigen,

4. mangelhaft arbeitende Teile zeitweilig durch Sonderübungen korrigierend zu schulen.

Die Kenntnisse, die man für diese Arbeit an der Stimme braucht, sind jedem zugänglich und keineswegs umfangreich.

Sänger und *Redner* müssen nur

über Bau und Funktion des Stimmorgans so viel wissen, wie der Musiker von seinem Instrument – mehr nicht.

Sehr genau aber müssen sie wissen,

«was» sie «wo» und «wie» machen müssen, um den gewünschten Laut am besten zustande zu bringen,

welche Vorstellungen sie dabei zu Hilfe zu nehmen haben,

woran sie das korrekte Verhalten der verschiedenen Teile kontrollieren können, wie gegebenenfalls Fehler und Schwächen korrigiert und abgewöhnt werden,

wie sie die Leistungsfähigkeit ihrer Stimme erhalten und, wenn erforderlich, steigern.

Der *Stimmlehrer* muß darüber hinaus noch weitere Einzelheiten vom Bau des Stimmorgans und der Wirkung der verschiedenen Teile kennen; sie sind, als «Erläuterungen», jeweils besonders erwähnt. Er muß speziell imstande sein,

die Tätigkeit der verschiedenen Muskelgruppen zu kontrollieren, einschließlich der kleinen, schwer zu beobachtenden Muskeln des Rachens,

alle Unkorrektheiten schon in ihren Anfängen zu erkennen, darunter das unangebrachte Anspannen benachbarter Muskelgruppen,

die jeweils notwendigen Korrekturen anzugeben,

das korrekte Arbeiten der Muskulatur durch die verschiedensten Hilfsvorstellungen anzuregen.

Die Stimmbandmuskulatur zu üben, ist nicht Sache dieser Grundschulung. Sie sind der direkten Kontrolle nicht zugänglich außer durch Apparaturen, die aber ihr freies Spiel leicht stören können. Auch ist bei ihnen ein gezieltes, direktes Sondertraining nicht möglich. Sie haben es überdies gar nicht nötig: sie erholen sich automatisch, wenn auch langsam, sobald ihnen ein korrektes Arbeiten der Rachenmuskulatur wieder Halt gibt und Ruhe läßt. Die besondere Kraft und Geschicklichkeit für künstlerische Leistungen erwerben sie im Rahmen der Gesangsausbildung – sofern die Rachen- und Atemmuskulatur ihr freies Spiel ermöglicht und sichert.

Die *gesamte* Grundschulung der Stimme ist hier für alle Interessierten – Redner, Sänger und Stimmbildner – gemeinsam dargestellt; sie ist für Schüler wie Lehrer voll ausreichend: für die einen, um ihr Instrument meisterhaft zu handhaben, für die anderen, um dies jenen beizubringen.

Die Übungstechnik in den Abschnitten C, D und E ist so abgefaßt, daß sich jeder ohne weitere Anleitung darin orientieren und die für ihn notwendigen Korrekturen daraus entnehmen kann.

Abschnitt C, S. 48–60, enthält

ca. eine Seite Regeln des korrekten Atmens und des korrekten Stimmgebrauchs (S. 50, 55, 59),

ca. drei Seiten weitere Richtlinien, um beides zusätzlich zu sichern (S. 50, 56, 59),

ca. vier Seiten Anweisungen darüber, wie die Leistungsfähigkeit der intakten Stimme zu erhalten ist (S. 52, 58, 60).

Mit Hilfe dieser Anleitungen kann man seine Stimme gesund erhalten, vor Fehlern bewahren und sogar kleinere Schwächen beseitigen.

In Abschnitt D, S. 30–34, ist

das speziell für den Kunstgesang nötige Hochleistungstraining eingehend beschrieben.

Abschnitt E, S. 35–64, enthält

die gesamte Technik des korrigierenden Übens, aufgegliedert in einfachere und kompliziertere Methoden.

Man muß auf ihn zurückgreifen, wenn es mit den Anweisungen im Abschnitt C nicht gelingt, den vollen, mühelosen Klang der Stimme in allen Lagen zu sichern. Um alle überhaupt möglichen Fehler, die dem im Wege stehen, zu berücksichtigen, mußte dieser Abschnitt relativ umfangreich werden.

Das erforderliche Korrekturprogramm ist daraus, je nach den vorliegenden Fehlern zusammenzustellen. Es durchzuführen macht Mühe und braucht Zeit, dafür kann man damit aber auch selbst eine weitgehend geschädigte oder gar versagende Stimme *vollkommen wiederherstellen.*

DAS STIMMORGAN

Am Singen und Sprechen sind zwei Organsysteme beteiligt:

der *Atmungsapparat* in seinem ganzen Umfang, einschließlich der Stimmbänder, die aber beim eigentlichen Atmen nicht tätig sind; er bringt den Klang für die Vokale und die Geräusche für die Konsonanten hervor,

14

der zum Verdauungsapparat gehörende *Mund,* mit dem jene zu Lauten ausgeformt werden.

Beim Erzeugen des Klanges – dem wesentlichen Teil der Stimme – arbeitet das Atmungssystem in einer vom Atmen deutlich verschiedenen Weise und unter erhöhter Anspannung. Ähnlich arbeitet der Mund bei der Lautformung ganz anders als beim Kauen, nur daß dessen Muskeln sich dabei erheblich weniger anspannen.

Zum Atem-Stimm-Apparat gehören:

a) die *Lungen,* die an der Luftröhre und deren oberen Abschlußstück, dem Kehlkopf, in die Brusthöhle hineinhängen*) und durch diese mit der Außenluft in Verbindung stehen (der «innere» Atemapparat),

b) der *Brustkorb* und das ihn unten – als nach oben gewölbter Boden – abschließende Zwerchfell, deren Muskulaturen, die «Atemmuskeln», die Brusthöhle beim Atmen abwechselnd erweitern und verengen (der «äußere» Atemapparat),

c) die *Bauchmuskulatur,* die an den von Brustkorb und Zwerchfell ausgeführten Atembewegungen teilnimmt, ohne jedoch selber zur eigentlichen Arbeitsleistung der Atmung beizutragen,

d) die vom Naseneingang bis zur Stimmritze reichenden *oberen Luftwege* mit ihren verschiedenen, kleinen Muskeln im Rachen, die an der Atemsteuerung (Regulierung der Atemströmung) beteiligt sind und in der Klangerzeugung eine maßgebliche Rolle spielen,

e) die im Kehlkopf gelegenen *Stimmbänder* mit ihrer Muskulatur, die – beim Atmen in Ruhestellung – nur beim Klang ihre spezielle, komplizierte Tätigkeit entfalten.

Indirekt beteiligt an diesem System sind die für die Länge des Rumpfes maßgeblichen

Muskeln der *Wirbelsäule,* welche die Grundform und -stellung des Brustkorbes, und die

vorderen Halsmuskeln, welche die Grundstellung der Kehle bestimmen.

---

*) Außerdem sind die Lungen nur noch mit der hinteren Brustwand durch Gefäße lose verbunden, die von dort her – ungefähr in halber Höhe des Brustraumes – in sie hineinführen und die von Bindegewebszügen begleitet sind.

15

Mittelbar spielt dabei auch
die *Beinmuskulatur* mit, die dem Becken und damit der Wirbelsäule Halt gibt.

Bei der Lautformung mit dem Mund sind ausschließlich die Kiefer-,
Zungen- und Wangenmuskeln tätig. Sie geben der Mundhöhle jeweils
die den verschiedenen Lauten entsprechende Form.

Klangbildung und Lautformung erfolgen beim Sprechen und Singen
zwar gleichzeitig, normalerweise aber völlig unabhängig voneinander
und sind deutlich gegeneinander abzugrenzen. Die betreffenden Muskelgruppen stehen aber in enger direkter oder indirekter Verbindung
miteinander und können sich gegenseitig beeinflussen resp. beeinträchtigen.

A Die normale Stimme

Normal ist nur das völlig Intakte, gleichgültig ob es sich um
mechanische Apparate oder um organische Systeme handelt; dazu
gehört es selbstverständlich, daß sie genau in der in ihrem Aufbau
vorgezeichneten Art und Weise arbeiten: nur unter dieser Voraussetzung ist auch das Stimmorgan normal und damit seiner Aufgabe
voll und ganz gewachsen.

Die normale Atmung

Da der Klang mit dem Atmungssystem erzeugt wird und dieses
dabei stärker beansprucht wird als beim Atmen, ist eine korrekte,
kräftige Atmung die erste Voraussetzung einer gesunden, leistungs-
fähigen Stimme. In der Stimmschulung ist daher eine genaue Kenntnis der normalen Atmung unerläßlich.

Bei der Atmung haben die Lungen die Aufgabe, dem Blut Sauerstoff zuzuführen und die Kohlensäure, die sich im Körper gebildet
hat, daraus zu entfernen. Um diesen Gasaustausch zu ermöglichen,

muß der Kreislauf dafür sorgen, daß die Lungen dauernd und ausreichend vom Blut durchströmt werden, während die Atmung durch Luftwechsel in den Lungen fortlaufend neuen Sauerstoff herbei- und Kohlensäure fortschafft.

Dieser Luftwechsel kommt durch die *Atembewegungen* des Rumpfes zustande, dessen unter b, S. 15 erwähnten Atemmuskeln durch ihr abwechselndes Anspannen und Nachgeben den Rumpf weiter und wieder enger werden lassen, so daß sich der *Brustraum* entsprechend

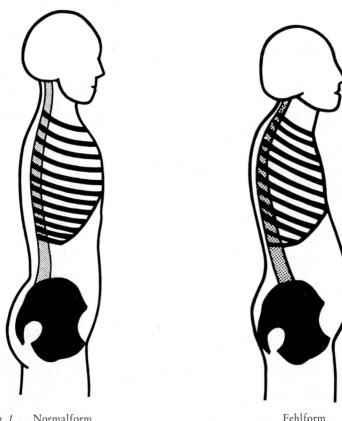

Abb. 1   Normalform   Fehlform
Wirbelsäulenhaltung und Körperform

vergrößert und verkleinert. Da die darin eingeschlossenen Lungen diese Bewegungen mitmachen müssen, wird abwechselnd Luft in sie eingesaugt und wieder hinausgelassen.

Die ein- und ausströmende Luft, der *Atem*, wird in der Nase und dem dahinter liegenden Rachen, dem schlauchförmigen Verbindungsstück zwischen Nase und Kehle, in einer ganz bestimmten Weise geformt und gelenkt. Auch an dieser *Atemsteuerung* in den oberen Luftwegen sind Muskeln maßgeblich beteiligt:

die des Gesichts, welche die Form und Funktion der Nase weitgehend beeinflussen,

die gesamte, die Wandung des Rachens bildende Muskulatur. Die Muskeln der Zunge und des Kiefers stehen mit ihr in so naher Verbindung, daß die Form des Rachens von ihnen in ähnlicher Weise beeinflußt werden kann wie die der Nase von den Gesichtsmuskeln.

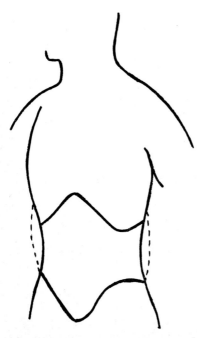

Die normalen Atembewegungen

Sie sind von der normalen Rumpfform abzuleiten, die ihrerseits von einer *normalen*, d. h. gut durchgestreckten Wirbelsäule bedingt ist (Abb. 1).

Beim Einatmen weitet sich der Rumpf durch Anspannen der in seinem Inneren gelegenen Atemmuskeln *spindelförmig*, das heißt am meisten in seiner Mitte, der Taille (Abb. 2).

Durch Nachgeben dieser Muskeln beim Ausatmen sinkt der Rumpf wieder in sich zusammen.

Bei *normaler* Stellung der Rippen (s. Abb. 1) bewegt sich der Brust-

Abb. 2 Normale Atembewegung des Rumpfes, Einatmung punktiert

korb beim Atmen relativ wenig, weit weniger, als allgemein angenommen. Er weitet sich beim Einatmen geringfügig und nur in waagrechter Richtung, hauptsächlich in seinem unteren Teil, und geht beim Ausatmen wieder zusammen. Ein *Heben und Senken des Brustkorbes gehört nicht zur normalen Atmung* (s. Abb. 7 und 8, S. 23).

Die elastischen Lungen, die der Wandung des luftleeren Brustraumes direkt anliegen und dessen Bewegungen folgen müssen, werden durch das Erweitern des Brustraumes beim Einatmen wie Gummiblasen voll Luft gesaugt und in *Spannung versetzt*. Mit dem Nachgeben der Atemmuskeln beim Ausatmen können sie sich wieder *entspannen* und elastisch zusammenziehen, wobei die Luft von ihnen – und nur von *ihnen allein!* – wieder hinausgeschoben wird.

Die Atemtätigkeit besteht somit im Anspannen der Atemmuskeln, dem *Atemzug*, durch den die Lungen gespannt und gefüllt werden, und dem anschließenden Entspannen der Muskeln und der Lungen, der *Atempause*, in der normalerweise ausschließlich die Elastizität der Lungen wirksam ist, *ohne Mitarbeit irgendwelcher Muskeln*.

Dieses Kräftespiel muß jeder deutlich vor Augen haben, der die Atmung kontrollieren will.

Die normale Atemsteuerung

In der Regel, d. h. außer beim Singen und Sprechen, bei Anstrengung und bei Erschöpfung, wird durch die Nase geatmet und der Atem dabei mit der Nase, in ihrem gesamten Verlauf, und dem anschließenden oberen Rachen «gesteuert». In den oben erwähnten Fällen muß dagegen durch den Mund geatmet werden; die Steuerung liegt dann nur im oberen Rachen.

Beim korrekten *Nasenatmen* (Abb. 3) ist der Atem am deutlichsten vorn innen im Nasenrücken zu hören und zu spüren. Beim Einatmen werden die normalerweise weich-elastischen Nasenflügel vom Luftstrom angesaugt, so daß sich Naseneingang und Nasenspitze geringfügig verengen. Dabei entsteht an der oben erwähnten Stelle in der Nasenspitze das *normale Atemgeräusch* in der Nase, gleichmäßig, leise und mit einem charakteristischen, lispelnd-rauschenden Klang.

Dieses Geräusch bleibt auch beim Ausatmen bestehen; es ist dann aber schwächer, da die Nasenflügel wieder auseinandergehen, und wird mit fortschreitendem Ausatmen immer leiser. Man kann es an schlafenden, gesunden Kindern gut beobachten.

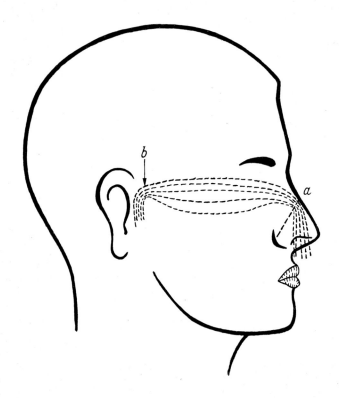

Abb. 3   Atemsteuerung mit der ganzen Nase, a) in der vorderen Nase, b) in der Rachenkuppel

Auch die Beteiligung des hinter der Nasenwurzel gelegenen, oberen Rachens (Abb. 3, b) kann man spüren und kontrollieren lernen. Bemüht man sich, «mit» oder «in» der hinteren Nase, in Augenhöhe und zwischen den Schläfen, innen in der Mitte des Kopfes oder «hinten oben im Oberkiefer» *hörbar* zu atmen, entsteht auch dort ein ganz bestimmtes Geräusch. Es ist aber viel leiser als das in der vorderen Nase und hat auch einen anderen, mehr «hohl-resonierenden», innen im Kopf sitzenden Klang. Beim Schlafenden ist es manchmal deutlich zu hören.

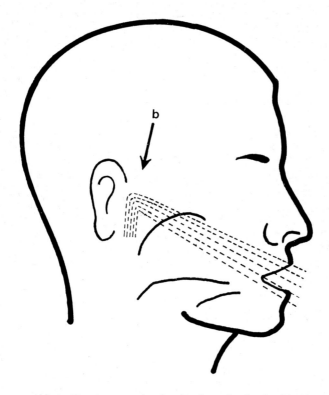

Abb. 4   Das Atmen «mit» dem Rachen «durch» den Mund

Bei *korrektem Mundatmen* wird, *durch* den offenen Mund, *mit* dem oberen Rachen (Abb. 4) hör- und spürbar geatmet, also mit derselben Stelle, die auch beim Nasenatmen beteiligt ist. Das Atemgeräusch klingt dabei wie ein helles, relativ leises «hä». Es wird auch

21

genau an der oben beschriebenen Stelle hinter der Nasenwurzel – vom Mund her gesehen hinten, oberhalb des weichen Gaumens – wahrgenommen.

Erläuterungen

Der wie ein Zylinder geformte Rumpf ist durch einen waagerechten, nach oben gewölbten Zwischenboden in Brust- und Bauchhöhle unterteilt. Dieser, das Zwerchfell, ist eine aus Muskeln bestehende kreisförmige Fläche, deren Muskelbündel, vom Rand der unteren

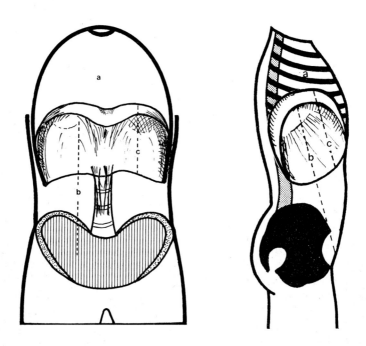

Abb. 5 und 6 Der Aufbau des Rumpfes
a) Brustraum, b) Bauchraum, c) Zwerchfell (Zwischenboden)

Brustkorböffnung ausgehend, sich in der Mitte an einer etwa handtellergroßen Sehnenplatte vereinigen.

Durch die nach oben in den Brustkorb hineinragenden Baucheingeweide erhält das Zwerchfell die Form einer Kuppel mit dem Scheitelpunkt in Höhe des unteren Brustbeinendes (Abb. 5 und 6).

Die Wandung des Brustkorbes besteht aus den hinten an der Wirbelsäule befestigten Rippen und dem Brustbein, mit dem sie vorne mehr oder weniger fest verbunden sind, und zahlreichen kreuz und quer verlaufenden, flachen Muskelbändern, welche die Rippen in

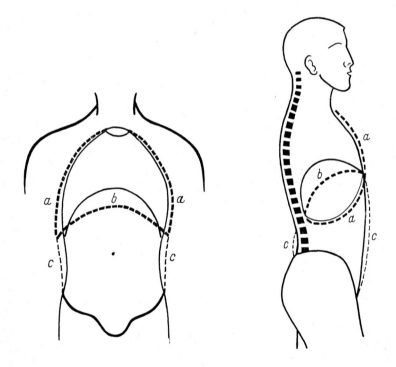

Abb. 7 und 8   Normale Atembewegung von a) Brustkorb, b) Zwerchfell, c) Bauchwand. Einatmung gestrichelt, Spannungsgrad durch Stärke der Linien gekennzeichnet. Beim Einatmen *verstärkte* Spannung in Brustkorb und Zwerchfell, gleichbleibende Spannung der Bauchwand

ihrer Stellung halten. Die Form und die Weite des Brustkorbes werden *weitgehend,* die Festigung seiner Wandung *ausschließlich* von der Spannkraft dieser Muskeln bestimmt.

Die breiten, bandförmigen, miteinander verflochtenen *Bauchmuskeln* bilden das schlauchförmige Verbindungsstück zwischen Becken und Brustkorb, der mit seinem unteren Teil noch mehr als handbreit in diesen Schlauch hineinragt. Dieser kräftige, elastische Muskelschlauch hält die von ihm umschlossenen Eingeweide zusammen und damit das Zwerchfell in seiner Form einer nach oben gewölbten Kuppel.

Beim Einatmen *spannen sich sämtliche Muskeln in Brustwand und Zwerchfell gleichzeitig an.* Das Zwerchfell zieht sich dabei in sich zusammen und damit seine Kuppel nach unten. Der Brustkorb spannt sich, um – mit seinem unteren Rand – dem Zwerchfell einen sicheren Halt zu geben. Dabei weitet er sich geringfügig, hauptsächlich in seinem unteren Teil (Abb. 7 und 8).

Brustkorb und Zwerchfell verhalten sich dabei *wie zwei ineinandergeschobene Glocken,* die mit ihren Rändern, den *Glockenmündern,* fest miteinander verbunden sind. Beide Glocken können mit Hilfe der erwähnten Muskeln ihre Form, Größe und Spannung ändern. Wenn sich diese beim Einatmen anspannen, wird der Brustkorb (die äußere Glokke) im wesentlichen von ihnen *gehalten,* während das Zwerchfell (die innere Glocke) ausgiebig *bewegt* wird. Auf den unteren Brustkorbrand, ihrem gemeinsamen «Glockenmund», wirken Brustkorb und Zwerchfell dabei im entgegengesetzten Sinne: Ersterer *weitend,* letzteres *verengend.*

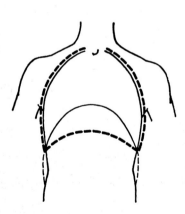

Abb. 9   Die beiden Glocken. Anspannung der äußeren (Brustkorb). Anspannung *und Bewegung* der inneren (Zwerchfell)

Die schlauchförmige Bauchmuskulatur wird beim Einatmen vom Bauchinhalt, den das Zwerchfell nach unten drängt, nach allen Seiten ge-

24

dehnt, am meisten in der Gürtellinie, wobei sie dem sich anspannenden Zwerchfell nachgibt.

Beim Ausatmen entspannen sich die Atemmuskeln in Brustkorb und Zwerchfell; daher zieht sich der gedehnte Bauchmuskelschlauch wieder elastisch zusammen, schiebt dabei die Baucheingeweide wieder nach oben und hebt so die Kuppel des nunmehr nachgebenden Zwerchfells wieder hoch. Gleichzeitig unterstützt er das – geringfügige – Engerwerden des von ihm umschlossenen unteren Brustkorbs. Die Spannung der Bauchmuskulatur bleibt beim Ein- und Ausatmen *unverändert* (s. Abb. 7 u. 8).*)

Die elastisch gebauten Lungen sind nie völlig entspannt und luftleer, da der Brustkorb ihrer Tendenz, sich zusammenzuziehen – dem *«Lungenzug»* – nur bis zu einer gewissen Grenze, bis zur «Ruhestellung der Atmung», nachgibt.

Beim Einatmen wird der Lungenzug durch die ihm weit überlegene Atemmuskulatur *überwunden*, so daß die Lungen, ähnlich wie Gummiblasen, erweitert, gefüllt und *gespannt* werden. Dabei drehen sie sich spiralförmig etwas um ihre Längsachsen, so daß sie sich – im Gegensatz zu irrigen populären Vorstellungen – nach allen Richtungen gleichzeitig ausdehnen.

Beim Ausatmen *erlaubt* das Nachgeben der Atemmuskeln den Lungen, sich wieder zusammenzuziehen, da der Bauchmuskelschlauch dann das Zwerchfell wieder nach oben zurückschiebt. Weiteres Entleeren der Lungen ist nur durch forciertes Verengen des Brustkorbes möglich. Dabei wird jedoch der Gasaustausch durch Verengen der Blut- und Luftgefäße und durch Druckerhöhung weitgehend gedrosselt, so daß es als ungünstig abzulehnen ist.**)

---

*) Sie dehnt sich beim Einatmen *elastisch*, unter Verlängerung ihrer Muskelbündel, und zieht sich beim Ausatmen *ebenso elastisch, ohne aktives Anspannen, wieder zusammen* (Verkürzung ohne Erhöhung der Spannung).

**) Am deutlichsten kann man sich diese Mechanik an einer Spritze klarmachen, in die, bei sonst fest verschlossener Öffnung, eine Gummiblase (die Lunge) an einem dünnen Schlauch (Luftröhre) hineinhängt. Zieht man am Kolben (dem Zwerchfell), wird die Gummiblase (die Lunge) vollgesaugt. Geleert wird die Spritze durch Heraus*drücken*. Gerade *das aber darf* bei der Atmung *nicht* geschehen, sondern der

Bei diesem Füllen der Lungen handelt es sich um eine echte Saug-wirkung durch Unterdruck im Brustraum. Dieser verringert sich na-türlich beim Ausatmen, schwindet aber infolge der einander entgegen-wirkenden Spannung des Brustkorbes und des Lungenzuges normaler-weise nie ganz.

Die eingeatmete Luft wird *mit der Nase* und dem hinter ihr liegen-den Teil des Rachens gesteuert und *zum Atem geformt.* Anschließend an die äußere, sichtbare Nase setzt sich die Nasenhöhle waagrecht durch den Oberkiefer hindurch nach hinten fort, wo sie in den vorhin erwähnten oberen Teil des Rachens einmündet (s. Abb. 3, S. 20). Dieser, die *Rachenkuppel,* liegt innen, mitten im Kopf zwischen den Schläfen und ungefähr in der Höhe der Nasenwurzel, durch den Mund gesehen, oberhalb und rückwärts vom Gaumensegel. Ihre Wan-dung besteht aus kreuz- und querverlaufenden, flachen Muskelbän-dern.

Der beim Einatmen durch das Verengen der Nasenspitze auftre-tende, relativ starke Widerstand ist notwendig, um die Spannkraft der Atemmuskeln in Brustkorb und Zwerchfell fortlaufend anzuregen und damit die Weite des Rumpfes zu erhalten. Der geringere Wider-stand beim Ausatmen dient der Erhaltung der Lungenelastizität, auf deren Kraft er abgestimmt ist (Abb. 10).

Nur beim «*Schnaufen*» mit der *ganzen* Nase ist diese voll und ganz tätig, so daß man mit ihr die Luft deutlich *riecht* und *spürt,* und nur dann wird der Luftstrom durch die Innenwand der Nase und die an-schließende Rachenkuppel in der für die Atmung und ihre Organe günstigsten Art und Weise geformt, so daß er, als *Atem,* glatt und reibungslos weiter hinunterströmt.

Dieses korrekte, «richtige» Schnaufen mit der Nase ist für den At-mungsapparat von ähnlichem Nutzen wie das «richtige» Essen mit dem Mund – unter Kauen und Schmecken – für das Verdauungs-system.

Kolben (das Zwerchfell) wird nur los*gelassen*, resp. ganz *behutsam* zurückgeschoben (der Bauchmuskelschlauch hebt das Zwerchfell), so daß *nur* die geringe, in der Elastizität der Gummiblase (der Lunge) gespeicherte Kraft die Luft hinausschiebt.

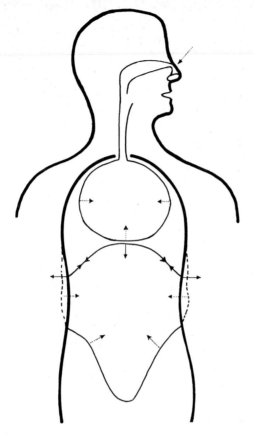

Abb. 10 Die Nase als Spannungsregulatur der Atemmuskulatur (in Brustkorb und Zwerchfell) und des Lungenzuges

Beim *Mundatmen* übernimmt der Rachen die Formung des Atems allein. Jeder Widerstand fällt dabei fort: beim Sprechen und Singen, weil das Einatmen sehr schnell gehen muß, bei Anstrengungen, um möglichst wenig vom knapp werdenden Sauerstoff für die Atemmuskeln in Anspruch zu nehmen; auch das Mundatmen bei Erschöpfung ist, als notwendige «Schonatmung», so zu erklären.

Die normale Klangerzeugung

Der Klang entsteht, wie bereits erwähnt, unter Einsatz des gesamten Atemapparates und unter verstärkter Anspannung der Atemmuskeln, des Lungenzuges und der Stimmbandmuskeln. Dabei arbeiten alle Teile zwar anders als beim Atmen, aber ohne daß die Sauerstoffversorgung des Blutes im geringsten davon berührt wird. Die Atemmuskeln dienen hier

zum «Halten» und Regulieren des Atems – der *Atemführung* – (allgemein mit dem nicht ganz glücklichen Begriff der «Atem- oder Tonstütze» bezeichnet),

die Rachenmuskeln

zum Bilden und «Halten» des Klanges – der *Klangführung* – (dem «Klangsitz» der Gesangspädagogen),

die Lungen

zum *Anblasen* der Stimmlippen und des darüberliegenden, als *röhrenförmiges Blasinstrument* wirkenden Rachens,

die Stimmbänder

zum Einstellen der *Tonhöhe* mit den Stimmlippen durch entsprechende Spannungs- und Längenvariationen.

Atemführung beim Ton

Gleichzeitig mit dem Tonansatz spannen sich 1. die Atemmuskeln, 2. die Lungen; außerdem aber, im Gegensatz zur Einatmung, 3. auch die Bauchmuskulatur.

Bei diesem Anspannen weitet sich der Brustkorb oben geringfügig; die Taille wird vom Zwerchfell, das sich kräftig anspannt, etwas herausgedrückt, am deutlichsten in den Lenden und der Magengrube.

Dabei gibt der Bauchmuskelschlauch aber nicht wie beim Einatmen nach, sondern *spannt sich* und leistet dem Zwerchfell Widerstand, wobei sich beide die Waage halten (Abb. 11).

Solange der Ton klingt, bleibt diese Spannung bestehen. Dabei verengt sich die Taille – und *nur* sie! –, dem minimalen Atemverbrauch entsprechend, ganz langsam. Auf diese Weise werden Form und Weite

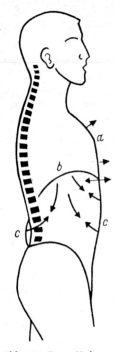

des Brustraumes – und des Rumpfes – gehalten und die Feinregulierung des Atems beim An- blasen der Stimmlippen und des darüberlie- genden Klangrohres durch die Lungen ermög- licht und gesichert. Den perfekten «Minimal- atem» des Sängers gibt es nur unter dieser Voraussetzung.

In diesem Halten der Weite besteht die vieldisku- tierte Atem- oder Tonstütze, eine Bezeichnung, die besser durch «Atemhalt» ersetzt werden sollte.

Diese Atemführung bleibt auch bei den – klanglosen – Konsonanten unverändert, durch welche die einzelnen – klingenden – Vokale beim Artikulieren (beim Sprechen und Singen) voneinander getrennt werden, einschließlich der Hauch- und Zischlaute (mit dem Atem hervorgebrachte Reibungsgeräusche) verschie- dener Art. Auch sie müssen mit der gleichen Minimalluft zustande kommen wie die klin- genden Laute; einige Konsonanten, P/B, K/G und T/D, entstehen sogar ganz ohne abströ- menden Atem.

Abb. 11 Das «Halten des Atems» beim Ton («Atem-», «Tonstütze») Wirkung der Anspan- nung in a) Brustkorb, b) Zwerchfell, c) Bauch- wand (einschl. Lende)

Mit dem Absetzen des Tones wird der bisher *gestaut gehaltene* Atem *losgelassen,* indem Brustkorb, Zwerchfell und Bauchmuskel- schlauch nachgeben. Der Brustkorb sinkt da- bei wieder so viel ein, wie er sich vorher, mit dem Tonansatz, geweitet hatte; es ist an einem geringfügigen Heruntersinken des Brustbeins zu erkennen. Das Nachgeben des Zwerchfells läßt die Taille einsinken; es ist besonders in der Lendengegend und der Magengrube deutlich zu sehen.

Ob dabei gleichzeitig auch ausgeatmet wird, hängt davon ab, ob anschließend weitergesungen oder -gesprochen wird oder nicht. Im letzteren Falle wird die nicht zur Klangerzeugung verbrauchte Luft

unter elastischem Zusammenziehen des Bauchmuskelschlauches ausgeatmet, ganz so wie beim Atmen sonst auch; wieviel, hängt von der
Länge der vorhergehenden, auf einem Atem gesungenen resp. gespro-
chenen Phrase ab (u. U. also auch gar nichts).

Bei fortlaufendem Singen und Sprechen wird dagegen, sobald der
Atem auszugehen droht, dort, wo es der Vortrag erlaubt, unmittelbar
nach dem Absetzen des Tones am Ende der Phrase sofort wieder voll
eingeatmet. Dies erfolgt normalerweise automatisch und so schnell, daß
es mit dem Nachgeben des Brustkorbes – Einsinken des Brustbeins –
beim Absetzen des Tones zusammenfällt.*)

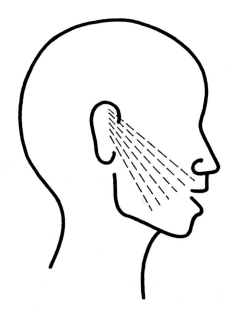

Abb. 12   Luftschöpfen durch den Mund (Vorstellung)

Dieses blitzschnelle *Luftschöpfen* erfolgt, zum Unterschied vom
normalen sonstigem Einatmen,

---

*) Dieses scheinbar paradoxe Verhalten erklärt sich zwanglos aus dem Umstand,
daß der Klang ein stärkeres Anspannen des Brustkorbes verlangt als das Einatmen.

«mit» dem Rachen «durch» den offenen Mund

– sofern man es sich nicht mühsam absichtlich abgewöhnt hat.

Erläuterungen

Es sei ausdrücklich darauf hingewiesen, daß beim Sprechen und Singen dieses «Mundatmen» normal ist, da immer wieder der Annahme das Wort geredet wird, es reize und schädige die Atemwege; das ist aber bei korrektem Luftschöpfen über den oberen Rachen keineswegs der Fall. Die «Schnelleinatmung» gehört unabdingbar zum korrekten Sprechen und Singen, bei dem sich die Pausen nach dem Sinn des Inhalts richten müssen; Atmung und Stimme haben sich diesem unterzuordnen.*)

Ob man zum *ersten* Ansetzen des Tones – oder nach einer längeren Pause – durch die Nase (langsam) einatmen soll oder durch den Mund (schnell) Luft schöpfen, sei dahingestellt. Für die korrekte Klangerzeugung ist es – im vollsten Sinne des Wortes – gleichgültig. Für ersteres spricht der Umstand, daß es natürlich ist, den Mund beim Schweigen geschlossen zu halten. Es ist auch meistens gar nicht einmal notwendig, vorm Sprechen und einfachen Singen erst noch «Luft zu holen». Nur bei längeren Phrasen im Kunstgesang o. ä. wird der Könner seine Lungen besonders gut füllen; es strapaziert seine trainierte, leistungsfähige Atmung nicht im geringsten. Dazu läßt sich sowohl das vorsorgliche, langsame Einatmen als auch das schnelle Luftschöpfen verwenden; bei fortlaufendem Sprechen und Singen ist jedoch *nur* das letztere richtig.

Klangbildung/Tonansatz

Der Klang entsteht in den, bei der Atemsteuerung bereits beschriebenen (S. 20) oberen Luftwegen im Kopf,

---

*) *Vor* dem Luftschöpfen, mit dem Absetzen des vorhergehenden Tones, auszuatmen, ist nicht sinnvoll und gehört keineswegs zur normalen Atemführung – es sei denn, man beabsichtige, seinen Gesang mit einem seelenvollen «Schluchzen» zu verzieren.

wo der weiche Muskelschlauch des Rachens, das Verbindungsstück zwischen hinterer Nasenöffnung und Kehle, durch Anspannen seiner Muskeln zum festen Rohr wird.

Dieses wird von den Lungen wie eine Schalmei angeblasen, so daß die darin stehende Luft in Schwingungen versetzt wird, deren Frequenz (Geschwindigkeit) durch die gleichzeitig zum Vibrieren gebrachten, in seinem unteren Ende gelegenen Stimmlippen bestimmt wird. Die Schwingungen setzen sich in die mit dem Rachen in offener Verbindung stehenden Räume der Nase und des Mundes fort, außerdem bringen sie den ganzen Körper mehr oder weniger zum Mitklingen (Abb. 13 und 14).

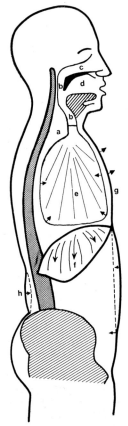

Form und Weite des Rachens wird, solange der Ton klingt, durch das Anspannen seiner Muskeln *gehalten.*

Diese Muskeln – im «Inneren des Kopfes» – sind für das Halten und Führen des Klanges von ähnlicher Bedeutung wie die Muskeln im «Inneren des Rumpfes» für das Halten und Führen des Atems.

Die *Höhe* des Tones regulieren die Stimmbänder mit Hilfe ihrer Muskeln, die *Lautstärke* die elastisch gespannten Lungen (der Lungenzug).

An den weiteren Variationen der Klangfärbung und der Resonanz sind alle hier genannten Partien beteiligt.

Beim *Flüstern* blasen die Lungen in das Klangrohr des Rachens, ohne daß die Stimmlippen eingeschaltet – gespannt – sind. Die Atemführung ist beim «geflüsterten Ton» die gleiche wie beim klingenden

Abb. 13 Das Stimmorgan
a–d: das Klanginstrument,
e–h: Anblaseapparat
Brustkorb, Zwerchfell,
Bauchwand angespannt
(Atemführung)

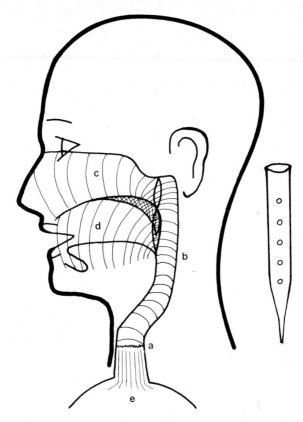

Abb. 14 Das Klanginstrument. a–d wie in Abb. 14. a) Stimmbänder, b) Klangrohr, c) fester «Schalltrichter», d) verstellbarer Klangraum

und sichert ein minimales Abströmen des Atems. Als Flüstergeräusch dient das anschließend bei der Lautformung tonlose Strömungsgeräusch im oberen Rachen «H», ähnlich dem S. 21 erwähnten Atemgeräusch in der «hinteren Nase».

33

Das – nicht seltene – Flüstergeräusch in der Kehle, zwischen den Stimmlippen, ist schädlich. Dieses «Kehlflüstern» ist durch den ganz verschiedenen Klang vom korrekten «Rachenflüstern» leicht zu unterscheiden. Es verbraucht erheblich mehr Atem und hat – eine der Bühnenwelt geläufige Erfahrung – nicht annähernd die gleiche Reichweite wie letzteres; auch im Tonband tritt der Unterschied deutlich zutage.

Erläuterungen

Die Muskulatur des Rachens hat die Aufgabe,
diesen in seiner Form als röhrenförmigen Klangkörper,
den Kehlkopf in seiner Stellung zu halten,
die Resonanzverteilung im Kopf, in erster Linie in den Nebenhöhlen der Nase, zu regulieren, indem sie, ohne ihre Grundeinstellung zu verändern, durch minimale Änderung ihrer Spannung oder Einstellung diese Räume in verschiedener Weise mit heranzieht.

Die *Stimmbandmuskeln* können die Breite, die Länge und die Spannung der wie Saiten wirkenden Stimmlippen variieren und auf diese Weise die Tonhöhe einstellen. Auch die Grundresonanz und der Klangcharakter des Tones kann von ihnen, sowohl absichtlich als auch unwillkürlich, verändert werden. Ob und wieweit allerdings die Stimmbänder an der Nuancierung des Klanges beteiligt sein sollen, mag dahingestellt bleiben; exakte Beobachtungen darüber sind kaum möglich. Auf jeden Fall aber kann es nur soweit als korrekt und erlaubt gelten, wie es nicht auf Kosten der Klangfülle geht. Sonst ist es als falsche – leider überaus häufige Hilfe – zu verwerfen.

Es ist auch für die Praxis ohne Belang, ob man noch nähere Einzelheiten der Klangerzeugung kennt oder nicht: bei geübter Muskulatur und richtigen Vorstellungen arbeiten die einzelnen Teile automatisch in der günstigsten Weise.

Die normale Lautformung

Im Gegensatz zum mechanischen Blasinstrument, bei dem der Klang, mit der Form festgelegt, immer der gleiche ist und nur in

Stärke und Höhe verändert werden kann, ist der Klang der menschlichen Stimme weitgehend variierbar. Die Vorderseite des Rachens, des Kernstückes des Instruments, steht mit dem Mund in weit offener Verbindung, so daß beide *einen zusammenhängenden Klangraum* bilden. Dessen Form – und damit der darin erklingende Ton – kann durch die verschiedensten Kombinationen der Lippen-, Kiefer- und Zungenstellung vielfältig abgewandelt werden (s. Abb. 14).

**Während also der Klang
mit dem Rachen gehalten und geführt wird,
formt ihn der Mund zu den verschiedenen Lauten aus.**

Dabei dürfen seine Muskeln die des Rachens ebensowenig stören, wie diese das Spiel der Stimmbänder; die verschiedenen Muskelgruppen müssen völlig unabhängig voneinander arbeiten. Beim Bilden von Worten, der Artikulation, werden die einzelnen Vokale durch Konsonanten gegeneinander abgegrenzt. Diese sind überwiegend nichtklingende, zum kleineren Teil aber auch mit Klang gemischte Geräusche, die, mit oder ohne Atem erzeugt, in derselben Weise mit dem Mund geformt werden wie die Vokale. Auch für sie gilt ohne jede Ausnahme die Regel von Minimalaufwand an Spannung und Atem und auch hier stört jeder Fehler selbstverständlich die Klangbildung im Rachen.

Einzelheiten dieser Vorgänge und Beziehungen sind eine interessante Aufgabe für den Forscher. Für eine Gebrauchsanweisung wie diese genügen aber jene Kenntnisse, die sich jeder aus der Beobachtung seines eigenen Stimmorgans aneignen kann; er muß nur, wie normalerweise auch zu erwarten, dessen Muskeln unter Kontrolle haben.

Was für die korrekte Lautformung praktisch von Bedeutung ist, findet man ohne Schwierigkeiten, wenn man

die einzelnen Laute «ganz von allein» entstehen läßt, ohne jeden Nachdruck oder absichtliches Bewegen und ohne Atem dabei verbrauchen zu wollen.

Bei dieser interessanten und für die Schulung der Stimme unentbehrlichen Beschäftigung zeigt es sich, daß die Formung der Laute normalerweise ausschließlich durch entsprechende Einstellung

der Kiefer,
der Lippen
und der Zunge
zustande kommt.

Die Kieferöffnung wechselt zwischen einer engeren für I und E und der weiteren für A, O und U.

**Das Öffnen der Kiefer muß ausschließlich durch
Nachgeben der vor dem Ohr gelegenen Kaumuskeln als Sinkenlassen des
Unterkiefers zustande kommen, das Schließen
als dessen Heben durch Anspannen der gleichen Muskeln.**

Bei diesem korrekten Öffnen tritt der unterhalb des Ohres gelegene Kieferwinkel («b» der Abb. 18, S. 46) nach *hinten,* während das oben vor dem Ohr gelegene, rundliche Ende des Unterkiefers («a» der gleichen Abb.) auf seinem Platz bleibt.

Zu I und E ist der Mund breit, zu O werden die Lippen vorgeschoben, so daß der Mund rund wird; U entsteht aus dem O durch weiteres Vorschieben. Bei A werden die Lippen nur durch die Kieferstellung passiv mitgeformt.

Die Zunge ist bei I und E breit und steht hoch, bei A, O und U tiefer. Sonstige, dem Auge wenig zugängliche Einzelheiten zu kennen erübrigt sich; sofern man unnötige Bewegungen und Anspannungen der Zunge unterläßt, erfolgt die korrekte Einstellung ganz automatisch. Gemischte Vokale kommen durch kleinere Variationen dieser Grundeinstellungen zustande.

Die Konsonanten werden – bei beliebiger Kieferstellung – mit den aus Abb. 15 zu ersehenden drei Artikulationsstellen geformt:
I zwischen weichem Gaumen (dem Gaumensegel) und hinterer Zunge,
II zwischen vorderem, hartem Gaumen und Zungenspitze,
III zwischen den Lippen.

Die Konsonanten der H-, S- und F-Gruppen entstehen durch Reibung des strömenden Atems an diesen drei Stellen, die dazu mehr oder weniger verengt werden.

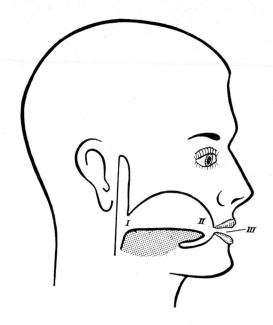

Abb. 15 Die drei Artikulationsstellen. I zwischen hinterer Zunge und weichem Gaumen, II zwischen Zungenspitze und vorderem Gaumen, III zwischen den Lippen.

Formung	der Summer	der Öffnungs-laute	der Strömungs-laute	der klingenden Strömungslaute
bei I	ṅ(g)	g, k	ch, h	j
bei II	n, l, (r)	d, t	s, z, sch	«Stimm-s»
bei III	m	b, p	f (v)	w

**Dabei soll
ohne den geringsten Nachdruck
so wenig wie möglich Atem abströmen.**

B/P, D/T und G/K kommen nur durch kleinste Öffnungsbewegungen an den drei genannten Stellen zustande, ohne das geringste Abströmen des Atems.*)

---

*) Sie sind daher als Öffnungslaute zu bezeichnen; die gängigen Ausdrücke «Verschluß-» oder gar «Explosivlaute» sind irreführend.

Bei den Summern N(g), N und M wird der Klang durch Schließen der obigen Artikulationsstellen gedrosselt; der Klangraum wird dadurch verkleinert und der sonst durch den Mund abströmende Atem durch die Nase umgeleitet.

L wird an der gleichen Stelle geformt wie das N. Es unterscheidet sich von diesem nur durch eine minimale Öffnung zwischen Zungenrand und hartem Gaumen; es ist ein «offener Summer».

Für R gilt ähnliches; sein besonderer Klang kommt durch Vibrieren der Zunge zustande, am besten mit der Zungenspitze an der gleichen Stelle – II – wie N und L und nur notfalls, als «Gaumen-R», hinten bei I, wo es weniger gut klingt, aber von manchen Dialekten hinverlegt wird.

Zu J, Stimm-S und W werden die ihnen jeweils entsprechenden Strömungslaute, Ch, stummes S und F, mit den zugehörigen Summern kombiniert.

Läßt man die Konsonanten nach denselben Regeln entstehen, auf die hier, als Grundlage des korrekten Klanges, immer wieder hingewiesen ist, stellt sich auch bei ihnen die korrekte Lautformung automatisch ein, wenn man sich dabei bemüht, die Laute so perfekt zu gestalten, wie es dem «geistigen Ohr» vorschwebt.

B Fehler und Schwächen der Stimme

Ihre Ursachen sind die gleichen wie überall, wo es sich um Muskeltätigkeit handelt (s. Einl., S. 9/10): Mangel an Übung und inkorrekte Arbeitsweise.

Zu ersterem mag nicht wenig das ungenügende automatische Training des Atem-Stimm-Apparates beitragen, wie es das Verschwinden des Singens aus dem täglichen Leben mit sich gebracht hat. Zu letzterem kommt es überwiegend aus ungünstigen Gewohnheiten verschiedenen Ursprungs; sie sind in der Regel auf innere Ursachen – Stimmungslage u. ä. – zurückzuführen, die sich einerseits als Überspannung in leidenschaftlichem Sprechen, Schreien u. a., andererseits als Spannungsmangel in einer kraft- und klanglosen Stimme äußern.

Stimmfehler sind stets deutlich zu *hören;* ein geschultes Ohr erkennt sogar ihren Ursprung und die Zusammenhänge, aus denen sie sich entwickelt haben.

Die Fehler treten anfangs nur bei größeren Anforderungen zutage, in erster Linie in höheren Tonlagen, machen sich aber bald auch beim Sprechen bemerkbar, während sie beim getragenen Singen in bequemer Lage zunächst noch kaum in Erscheinung treten. Schließlich wird jedoch das gesamte Stimmbild von ihnen geprägt und der ganze Atemapparat in Mitleidenschaft gezogen.

Daher sind an der Fehlfunktion der Stimme stets die Atmung wie auch die Klangerzeugung, früher oder später jedoch auch die Lautformung beteiligt, gleichgültig von welcher Stelle die Fehlentwicklung ausging. Nur kann die von Atem und Klang an sich unabhängige Lautformung lange intakt bleiben; dagegen werden ihre eigenen Fehler den Klang stets mehr oder weniger beeinträchtigen: die Rachenmuskulatur wird von jedem Fehler benachbarter Muskelgruppen unvermeidlich in Mitleidenschaft gezogen.

Fehler der Klangerzeugung und der Atmung gehen dagegen regelmäßig Hand in Hand.

Fehlatmung

Jedes Abweichen von der in Abschn. A oben beschriebenen Art zu atmen ist ungünstig und als Fehlatmung zu bezeichnen. Deren Bewegungen sind dadurch charakterisiert, daß der Brustkorb beim Einatmen hochgezogen wird und beim Ausatmen wieder heruntersinkt (Abb. 15 und 16). Die Atemsteuerung geht ohne Mitarbeit der Nase vor sich. Fehler der Atembewegungen und der Atemsteuerung sind in der Regel gekoppelt.

Fehlerhafte Atembewegungen

Die *falschen Atembewegungen* sind am Heben und Senken des Schlüsselbeins *eindeutig* zu erkennen, das in Verbindung mit Anspan-

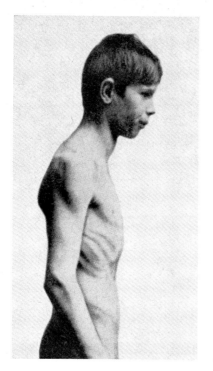
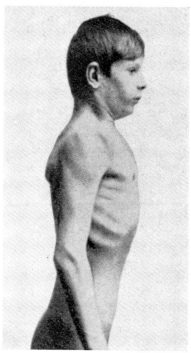

Abb. 16 Ausgeprägte Fehlatmung (meistens als «Tiefatmung» bezeichnet!) (aus Mollier, «Plastische Anatomie»). Typisches Hochziehen des Brustkorbes mit dem Schultergürtel, sogar unter Zuhilfenahme der Halsmuskulatur und der Wirbelsäule

nen des direkt unterhalb des Schlüsselbeins gelegenen äußeren Brustmuskels auch in den allerersten Anfängen wenigstens andeutungsweise vorhanden ist.

Die Fehlatmung ist durch die maßgebliche Mitarbeit der Schultermuskulatur gekennzeichnet. Sie kann die verschiedensten Formen annehmen und unterschiedlich stark ausgeprägt sein; in schweren Fällen sind auch die Muskeln des Nackens, schließlich sogar die Halsmuskeln und die Wirbelsäule daran beteiligt.

Damit ist alles Nötige gesagt, um Atemfehler erkennen und korrigieren zu können. Eine weitere Hilfe bietet das Studium der Tiere,

40

deren Atmung und Bewegungen, wie zu erwarten, nicht verdorben zu sein pflegen. Sehr instruktiv ist in dieser Hinsicht die Beobachtung des aufrecht stehenden Menschenaffen.

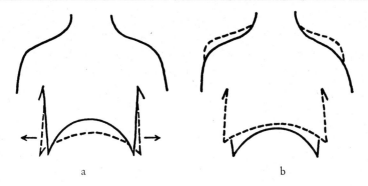

a   b

Abb. 17   a) Normale Brustkorbbewegung, b) Fehlerhafte Brustkorbbewegung. Einatmung gestrichelt

Am Tier sieht man auch deutlich, daß seine Atembewegungen auch bei größter Anstrengung nicht von der Norm abweichen, sondern genau die gleichen bleiben. Die erforderliche Vermehrung des Luftwechsels wird ausschließlich – und mühelos – durch beschleunigtes und vertieftes Atmen erreicht.

Fehlerhafte Atemsteuerung

Sie ist eindeutig am unteren Teil der vorderen Nase zu erkennen, die sich dann beim Einatmen nicht in normaler Weise, wenigstens minimal, verengt; bei ausgeprägter Fehlsteuerung wird sie dabei sogar etwas weiter. Letzteres, das «Aufblähen» der Nasenflügel, tritt allerdings erst dann auf, wenn eine schon recht weitgehend geschwächte Atemmuskulatur eine erheblichere Herabsetzung des Nasenwiderstandes (s. S. 26) verlangt. Der Atem ist unter diesen Umständen nicht mehr zu hören und auch nicht mehr in der vorderen Nase zu spüren. Diese wird mit der Zeit deutlich breiter, ihre Flügel

41

werden steifer und dicker und es kommt dort schließlich zu jenen kleinen Gefäßerweiterungen der Haut, die als Zeichen schlechter Durchblutung für «stillgelegtes» Gewebe charakteristisch sind.

Der Verlust der Atemsteuerung in der hinteren Nase (s. S. 20) wird dagegen anfangs nur offenkundig, wenn man versucht, mit dieser Stelle deutlich hörbar zu atmen; man kann dann nicht mehr das normale leise Atemgeräusch dort zustande bringen, sondern höchstens einen unsicheren Schnarchlaut.

In ganz schweren Fällen, in denen bereits der gesamte Atemapparat weitgehend ruiniert ist, liegt schließlich die engste Stelle weder in der vorderen Nase noch im oberen Rachen, sondern in der Stimmritze und es wird mit einem Geräusch in der Kehle geatmet – eine katastrophale Entgleisung der Atemsteuerung.

Die unvermeidlichen Folgen einer fehlerhaften Atemsteuerung zeigen sich

1. an den Atemmuskeln, deren Spannkraft bei fehlendem Einatmungswiderstand (des automatischen Trainingseffekts) nachläßt,

2. an den Schleimhäuten, die ohne die automatische Massage durch den Atem schlechter durchblutet werden und infolgedessen in der Verarbeitung der Kältereize weniger leisten («Erkältungsanfälligkeit»).

Chronische Nasenleiden sind die regelmäßige Folge.

Erläuterungen

Fehlerhafte Atembewegungen entstehen bei ungenügender Leistung der eigentlichen Atemmuskeln, sei es, daß diese durch mangelnde Übung zu schwach geworden sind, u. a. infolge des fehlenden Nasenwiderstandes beim Einatmen, oder daß sie durch Haltungsfehler der Wirbelsäule oder Verspannung anderer Rumpfmuskeln in ihrer Tätigkeit beeinträchtigt wurden. Diese *Schwäche der eigentlichen Atemmuskulatur* führt früher oder später unweigerlich zum Einsatz der sogenannten *Atemhilfsmuskeln,* die nie und nimmer mit diesem Namen bezeichnet werden dürften (s. Abb. 16). Sie können zwar die Aufgabe der Atemmuskulatur übernehmen, verzerren aber dabei die Bewegungen der Atmung im Sinne der Fehlatmung und setzen deren Leistungsfähigkeit herab (s. Abb. 17). Daß sie weitgehend eingesetzt werden, ist daher auch für den Atemkranken charakteristisch, bei dem das Versagen der Atmung das Krankheitsbild bestimmt.

Fehler in der Atemsteuerung können entweder direkt aus einer nervös bedingten Verzerrung des Gesichtes entstehen oder indirekt als Folge der oben beschriebenen Atemmuskelschwäche.

Im ersteren Fall behindern verspannte Gesichtsmuskeln das Spiel der Nasenflügel (s. A., S. 19); damit geht nicht nur die Formung des Atems, sondern auch der spannungsanregende Widerstand in der vorderen Nase verloren – mit Atemmuskelschwäche und fehlerhaften Atmungsbewegungen als Folge. Im andern Fall ist – umgekehrt – eine bereits vorliegende Schwäche der Muskeln der Anlaß, den Nasenwiderstand unwillkürlich auszuschalten, um jenen die Arbeit zu erleichtern. Damit geht die *gesamte* Atemsteuerung verloren.

Schließlich beeinträchtigen auch Stimmfehler die Arbeit der Rachenmuskeln derart, daß die Atemsteuerung darunter leidet. In dieser Verbindung spielen oft auch gewohnheitsmäßiges Mundatmen und das Atemanhalten bei Anspannungen jeder Art als Ursache eine Rolle.

Fehlerhafte Klangerzeugung

Sie ist unzweideutig daran zu erkennen, daß der Ton, unter immer kürzer werdendem Atem, an Fülle und Resonanz verliert; er wird «enger», «kleiner», «hart», «gequetscht» oder auch «hauchend» u. ä. Die Stimme ermüdet relativ schnell, verliert an Umfang und neigt schließlich dazu, belegt und heiser zu klingen; eine Entwicklung, die zuletzt in der Bildung von «Sängerknoten» an den Stimmbändern gipfelt und durch ärztliches Eingreifen nur unzureichend aufzuhalten ist.

Die *unmittelbare* Ursache für den Qualitätsverlust der Stimme *liegt im Klangrohr des Rachens.* Dort wirkt sich schon der geringste Fehler ungünstig auf dessen Form und Spannung aus. Der Klang wird dadurch nicht nur direkt, sondern auch über die Stimmbänder –

indirekt – beeinträchtigt, deren empfindliches Spiel auf jede Abweichung von der normalen Haltung und Stellung der Kehle mit Abwehrspannung reagiert.

Fehlerhafte Atemführung

An den Fehlern der Klangerzeugung ist die Atemführung so gut wie immer beteiligt. Dazu kommt es entweder im Anschluß an eine unkorrekte Klangbildung im Rachen oder auf Grund einer bestehenden Fehlatmung, die selbstverständlich auch der Atemführung beim Klang ihren Stempel aufdrückt; von dieser wird dann die ganze Klangerzeugung in Mitleidenschaft gezogen. Beim nachdrücklichen Sprechen z. B., bei dem der Klang «gequetscht» und der Atem buchstäblich «unter Druck gehalten» wird, kann die verhängnisvolle Entwicklung sowohl von der einen als auch von der anderen Seite ausgehen. Auch mangelhafte Lautformung kann, wie oben erwähnt, die Atemführung auf die Dauer nachhaltig schädigen.

Die fehlerhafte Atemführung erkennt man deutlich
entweder am Heben des Brustkorbes beim Luftschöpfen und dessen Senken während des Tones,
oder am Einziehen oder Herauswölben der unteren Bauchwand mit dem Tonansatz – eine gar nicht seltene, aber völlig abwegige «Atemstütze».

Ihre unvermeidlichen Folgen sind
der zu kurze Atem infolge geringerer Atemmenge,
eine unsichere Feinregulierung der Atemabgabe (des «Minimalatems»).

Der Ton verliert daraufhin – durch zu schnelles «Nachschieben» des Atems – an Fülle; oft auch klingt er nach «Beiluft» wie eine schlecht angeblasene Flöte. Die Möglichkeiten der Nuancierung und der Artistik sind weitgehend reduziert.

Fehlerhafte Klangbildung im Rachen

Sie macht sich, auf jeden Fall bei lauterem Sprechen und beim Singen außerhalb der Mittellage, stets als Unsicherheit des Klanges bemerkbar und ist immer, wie bereits erwähnt, herauszu*hören*. Direkt *sichtbar* wird sie außerdem früher oder später

am Kehlkopf, der sich dann beim Sprechen und Singen auf und ab bewegt,

an der Zunge, die ihre korrekte Grundstellung und freie Beweglichkeit verliert,

oft sogar am Mundboden, der sich beim Klangansatz mit anspannt.

Sehr häufig liegt die erste Ursache bei der Lautformung, deren Muskeln – in Kiefer, Gesicht (Lippen) und Zunge – bei jeder unkorrekten Bewegung und Anspannung unweigerlich die Rachenmuskeln in Mitleidenschaft ziehen. Der Mißbrauch dieser Muskeln des Mundes wird leider durch die vorherrschende Ansicht, man «singe mit dem Mund», sehr zum Schaden vieler, ursprünglich guter Stimmen weitgehend gefördert oder gar systematisch gezüchtet. Wäre die Abgrenzung zwischen Klangerzeugung und Lautformung besser bekannt, von der sich jeder, auch ohne nähere Kenntnis vom Bau des Stimmorgans, im eigenen Versuch leicht überzeugen kann, gäbe es dieses Dilemma gar nicht.

Auch jedes andere unkorrekte Anspannen im gesamten sonstigen Bereich des Atem-Stimmapparates kann sich ungünstig auswirken, indirekt sogar das der an sich nur mittelbar beteiligten Muskulatur von Hals und Wirbelsäule.

Schließlich ist auch eine fehlende Atemsteuerung im oberen Rachen (s. S. 42) nachteilig für die Klangbildung, da das damit gegebene automatische Training der für beide maßgeblichen Muskulatur fortfällt.

Fehlerhafte Lautformung

Sie kann einerseits *selbständig* aus den am Anfang dieses Abschnitts S. 38 angeführten Ursachen entstehen; sie zieht dann früher oder später die Klangbildung in Mitleidenschaft. Andererseits kann sie sich auch *als Folge* weitgehender Unkorrektheit der letzteren einstellen. Fehlerhaft ist jede Art, die Laute zu formen, die gegen das Ge-

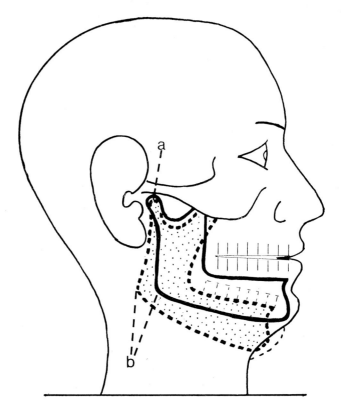

Abb. 18   Korrekte Kieferöffnung. a) bleibt, b) tritt nach hinten

setz von Minimalaufwand und perfekter Bewegung verstößt (s. S. 99), sei es, daß – in leichteren Fällen – die Muskeln mehr als nötig angespannt resp. bewegt werden, oder daß – in schwereren Fällen – auch noch benachbarte Muskeln zusätzlich mit eingesetzt werden. Ersteres erkennt meistens nur das geübte Ohr; oft sind aber kleinere Abweichungen von der korrekten Lautformung auch deutlich zu sehen. In den schwereren Fällen
    wird das Gesicht verzerrt,

46

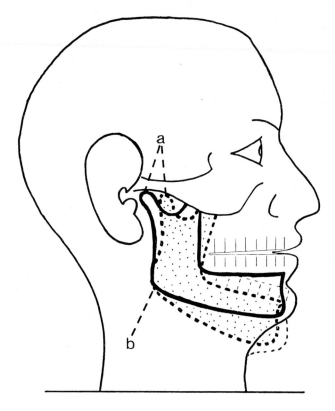

Abb. 19   Falsche Kieferöffnung. a) tritt nach vorn, b) bleibt

werden die Kiefer falsch geöffnet,
senkt sich der Mundboden unter Anspannung.

Die deutliche, entstellende Verspannung der Gesichtsmuskulatur zeigt sich am Hochziehen der Oberlippe; sie ist häufig mit Hochziehen der Augenbrauen – Stirnrunzeln – gepaart.

Das unkorrekte Kieferöffnen, bei dem sogar oft die Muskeln am Kinn und der angrenzenden Partien des vorderen Halses angespannt werden, ist *eindeutig* daran zu erkennen, daß – umgekehrt als normal das vor dem Gehörgang gelegene, als rundliche Verdickung tastbare Unterkieferende («a» in Abb. 19, S. 47) beim Mundöffnen nach vorn tritt,

während der Kieferwinkel, «b», auf seinem Platz bleibt.

Statt durch *Nachgeben hinten sich zu senken,* wird der Unterkiefer *vorne* am Kinn *heruntergezogen.* Die schädliche Wirkung auf Zunge, Rachen und Kehle, und damit auf Lautformung und Klangbildung, liegt auf der Hand.

Die Verspannung des Mundbodens ist besonders verhängnisvoll; sie wirkt ähnlich, aber erheblich stärker als das falsche Kieferöffnen allein.

Die leichteren Fehler schwinden, sobald man die Laute genau so, wie in Abschn. A, S. 35, beschrieben, zustande kommen läßt; die schwereren müssen durch besonderes, korrigierendes Üben (Abschn. E, S. 97) beseitigt werden.

C Erhaltung der gesunden Stimme

Wie aus den einleitenden Erläuterungen über das Verhalten der willkürlich lenkbaren Muskulatur hervorgeht (s. S. 10/11), muß man, um den Bewegungsapparat in Rumpf und Gliedern gesund zu erhalten, deren Muskeln
durch sinnvolle Arbeit ausreichend üben,
durch Spitzenbelastungen im Wettkampf u. ä. (Sport) immer wieder kräftigen,
durch Tanz und Spiel geschmeidig und geschickt halten.

Alle die erwähnten Maßnahmen haben in einer «naturnahen Gesellschaft» seit eh und je ihren festen Platz.

Ihr Fortfall in der Zivilisation nötigt uns, sie *systematisch zu ersetzen* (vom alten deutschen Turnen bis zum modernen amerikanischen Fitneßtraining), um die aus Übungsmangel drohenden Schäden wenigstens einzudämmen.

Genauso muß bei Atmung und Stimme die volle Leistungsfähigkeit ihrer Muskeln durch verstärkten Einsatz bei körperlicher Betätigung, Singen und Lachen gesichert werden.

Da es aber auch daran heute weitgehend fehlt, muß auch hier die Muskulatur ersatzweise durch besondere Übungsmaßnahmen leistungsfähig erhalten werden.

Die Stimme bleibt, mit anderen Worten, nur dann gesund und leistungsfähig, wenn

der Atem-Stimm-Apparat absolut korrekt gehandhabt wird, die Spannkraft seiner Muskulatur durch ausreichende Beanspruchung und regelmäßige Spitzenbelastung auf der Höhe bleibt.

Bei intakter Stimme, d. i. dort, wo beim Sprechen und Singen in der Mittellage der volle, mühelose Klang nicht verlorengeht, genügen die wenigen, hier unten aufgeführten *Grundregeln*, um den korrekten Gebrauch der Stimme zu sichern; auch bessern sich damit kleinere Schwächen mit der Zeit ganz von allein; ebenso können Unsicherheiten schwinden, die selbst gute Sprechstimmen manchmal bei größerer Lautstärke oder beim Singen in höheren Lagen zeigen. Wo dies nicht eintreten will, kann man kleinere Korrekturen häufig mit Hilfe der unten angeführten *zusätzlichen Richtlinien* zustande bringen, statt zum umständlichen Korrekturtraining – Abschn. E – greifen zu müssen.

Das für die Kräftigung und die Geschicklichkeit notwendige, *spezielle Üben* ist in den «natürlichen Atemübungen», dem «natürlichen Turnen» der Atmung (s. o.) und ihrer «natürlichen Ausgleichsgymnastik» enthalten und vorgezeichnet, einschließlich des speziell der Klangerzeugung dienenden Summens. Bei gesunder Stimme ausreichend, ist es hier noch näher erläutert und durch systematische Übungen ergänzt, die zur Unterstützung herangezogen werden können.

Atmung

Grundregeln

Die für eine gesunde Stimme unerläßliche korrekte Atmung ist gesichert, solange folgende drei Regeln befolgt werden:

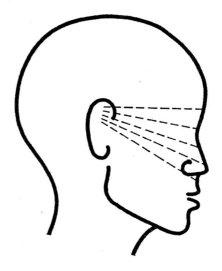

Abb. 20   Atmen mit der Nase (Vorstellung)

1. stets «mit» und «in» der Nase zu atmen (s. S. 19),
2. die Lendengegend sich mit dem Atmen bewegen zu lassen (s. S. 18),
3. Rücken und Schultergürtel dagegen nicht.

Diese Vorgänge sind an den genannten Stellen leicht zu kontrollieren.

Bei leidlich intakter Atmung genügt es daher, sich vorzustellen, daß man

den Atem im Kopf durch die Nase, die als rechteckig geformter Schacht weit in diesen hineinragt, *waagerecht* von vorne nach hinten und wieder zurück *hin und her führt,*

den oberen Brustkorb *hält,*

in der Taille gut *nachgibt.*

Zusätzliche Richtlinien

Zur Sicherheit kann man noch folgende Anweisungen zu Hilfe nehmen:

50

Der Rücken wird still gehalten, die Schultern sind entspannt (die Ellbogen hängen).

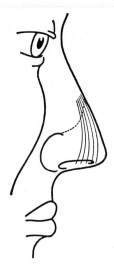

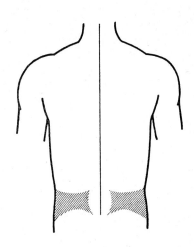

Abb. 21 Das Wahr-
nehmen des Atems in
der vorderen Nase

Abb. 22 Die Lenden

Mit und «in» der Nase atmen und den Atem dort hin- und her-
führen, so daß er dort zu hören und zu spüren ist; das Atemgeräusch dort darf nie abreißen.
Die Lenden beim Einatmen so gut nachgeben lassen, daß auch der
übrige Teil der Taille genügend nachgibt.
Den Brustkorb in Ruhe lassen; er darf sich nicht im geringsten
heben und senken, ebensowenig das Schlüsselbein.
Auch Gesicht und Zunge sollen entspannt sein (Lippen weich, lieber
etwas geöffnet als fest geschlossen).

Diese normale Atmung muß zur automatischen Gewohnheit werden, einschließlich der korrekten Nasenatmung.

Bei körperlicher Tätigkeit und Bewegungen ändert man an ihr grundsätzlich *gar nichts*, sondern läßt sie – im vollen Sinne des Wortes – in Ruhe! Geringe Einschränkungen ergeben sich aus gelegentlichen haltungsbedingten Veränderungen der Rumpfform; solange diese nicht zu Dauergewohnheiten werden, sind sie nicht von Belang.

Es ist *grundfalsch, Atmung und Bewegung miteinander zu koppeln.* Die bei größerer körperlicher Anstrengung notwendige Mundatmung stellt sich zu gegebener Zeit von selber ein; sie soll weder absichtlich herbeigeführt noch willkürlich verzögert werden.

Konditionstraining der Atmung (leistungserhaltendes Üben).

Die dafür notwendige Belastung der Muskulatur ist zum Teil schon gegeben, wenn

die Nase, nicht nur zum Atmen, sondern auch zum Riechen, wirklich benutzt wird.

Die Belastung kann erhöht werden durch

Einatmen mit verengter Nase: «Schnüffeln» und – als «Hochziehen» verpöntes – «Schniefen»,

bei dem die Atemmuskeln sich stark anspannen müssen. Siehe Seite 26.

Unentbehrlich aber und weit wirksamer ist *Singen;* es hat für die Atmung die gleiche Bedeutung wie Turnen und Spiele (Sport) für Bewegungssystem und Kreislauf.

(Ein gewisses Training liegt auch im Sprechen, sofern der Atem dabei korrekt geführt wird (s. S. 28); es wird darin allerdings vom Singen weit übertroffen.)

Zum Konditionstraining der Atmung genügt das

Legatosingen von Vokalen,

Summen von Volksliedern und Chorälen, am wirksamsten mit dem nasalen N(g) bei etwas geöffneten Lippen.

Bei diesem einfachen Singen kann man sich am besten auf das Spiel der Atemmuskeln konzentrieren. Es läßt sich auch leicht in den Tagesablauf einbauen, selbst unter modernen Wohnverhältnissen.

52

Diese – Lachen, Gähnen, Stöhnen und Seufzen – ist für die Atemorgane ebenso naturgegeben wie deren «natürliches Turnen», das Singen.

Lachen besteht in einem schnellen Wechsel zwischen einem ganz kurzen Ton unter kräftigem Anspannen und Ausatmen unter Loslassen. Der Ton wird dabei genau an der gleichen Stelle angesetzt wie beim Singen. Der Brustkorb bleibt aber beim Lachen dauernd, auch beim Ausatmen, weit und gespannt, während sich das charakteristische abwechselnde Spannen und Loslassen des Zwerchfells – Klang und Ausatmung – in der Taille widerspiegelt.

Man braucht also beim Lachen nur darauf zu achten,

den Ton an derselben Stelle anzusetzen wie beim Singen (S. 55),
den Brustkorb dauernd gewölbt zu halten,
den Bauchmuskelschlauch, die Taille, sich selbst zu überlassen und ihn auf keinen Fall etwa einzuziehen oder herauszudrücken.

Gähnen bedeutet für die Atmung das gleiche wie das «Recken und Strecken» für Rumpf und Glieder, das sich beim Gesunden morgens nach dem Aufwachen fast zwanghaft einzustellen pflegt und, bei Mensch und Tier, offenbar nötig ist, um die vom Stilliegen steif gewordenen Muskeln wieder geschmeidig zu machen; genau so müssen die Atemmuskeln wieder eingespielt werden. Man hat daher beim Gähnen auch das gleiche charakteristische «Wohlgefühl» im Brustkorb – manchmal sogar im Zwerchfell – wie beim Recken und Strekken in den übrigen Muskeln. Aus den gleichen Gründen stellt sich beides auch nach langem Sitzen o. ä. das Bedürfnis nach dieser Ausgleichsgymnastik ein.

Bei korrektem Gähnen wird durch den Mund mit dem Rachen tief eingeatmet – der Atem unter *kräftigstem* Anspannen der Atemmuskeln mehrere Sekunden lang *drucklos* angestaut – zum Schluß mit einem Seufzer unter weitgehender Entspannung von Muskeln und Lungen *schnell* herausgelassen.

Bei diesem *Anstauen* wird der Atem in derselben Weise gehalten wie beim Ton. Dabei ist die Stimmritze in der Regel mit einem Mini-

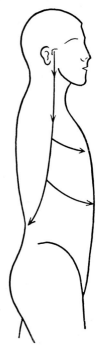

Abb. 23 An-
stauen des Atems,
unter Weiten des
Rumpfes (Klang,
Stöhnen usw.)

mum an Spannung völlig geschlossen; sie offen zu halten ist möglich, aber schwieriger.

Noch besser ist das korrekte angestaute Halten des Atems gesichert, wenn man es mit einem leichten, drucklosen *Stöhnen* verbindet. Dieses gelingt am besten und leichtesten mit der Vorstellung, *die Luft dehne sich dabei nach unten in den Rumpf hinein aus* (Abb. 22), *so daß sich dieser weite.*

Jedes Pressen beim Anstauen und Stöhnen ist selbstverständlich schädlich*); das Unangenehme dieser Mißhandlung der Atmung ist bekannt und ist nach obigen Anweisungen leicht zu vermeiden.

Beim *Seufzen* wird, in der Regel durch den Mund (Abb. 4 u. 12), schnell und bis zur vollen Entspannung von Lungen und Atemmuskeln ausgeatmet. Es stellt sich gern automatisch ein, wenn die Atmung aus inneren oder äußeren Ursachen unwillkürlich zuviel in Spannung gehalten wurde, und verhütet ebenso eine übermäßige Strapazierung der Lungen, wie es der Belastung des Kreislaufs durch den gleichzeitig drohenden Druckanstieg im Brustraum vorbeugt («der Stein fällt vom Herzen»).

Daß der Rumpf auch beim Seufzen seine Form behalten muß, ist selbstverständlich. Brustkorb und Bauch sinken also *nicht mehr* in sich zusammen als sonst beim normalen Ausatmen. Die Wirbelsäule soll *gestreckt bleiben!* Das bei den üblichen Entspannungsübungen im Sitzen und Stehen beliebte Vornüberfallen ist unangebracht; es gereicht nicht nur der Wirbelsäule zum Schaden.**)

---

*) Auch wenn man mehr oder weniger unwillkürlich, aus verschiedenen Gründen, stöhnt, bringt nur *druckloses* Stöhnen Erleichterung, *gepreßtes nie.*

**) *Normales, gesundes* Entspannen ist ein Herabsetzen der Muskelspannung so weit wie möglich, d. h. genauso weit, daß die Muskulatur ihrer Aufgabe, in diesem

54

Gähnen gelegentlich zur «Erholung der Atmung» willkürlich herbeizuführen, ist sehr zu empfehlen. Man erreicht es jederzeit auf folgende Weise:

1. Mund breit und weit öffnen («den Rachen aufmachen»),
2. in drei vier Portionen «mit dem Rachen» (s. S. 21) hörbar auf Ch einatmen,
3. den Atem angestaut stehen lassen und die Taille bei gespannt gehaltenem Brustkorb weiter werden lassen (Abb. 11, S. 29);
man kann dabei stöhnen; sonst suche man die Kehle offen zu lassen;
4. ausatmen mit einem Seufzer, wobei der Bauch einsinkt, der Brustkorb nachgibt und etwas in sich zusammensinkt unter geringem Einsinken des Brustbeins wie beim Absetzen des Tones (s. S. 29);
daß er dabei nicht, wie häufig gelehrt, herunterfallen oder gesenkt werden darf, sei sicherheitshalber nochmals betont.

Klangerzeugung

Grundregeln

Sie sind bei intakter Stimme relativ einfach;

es genügt, den Ton unter guter Haltung des Rückens
ohne jeden Druck oder absichtliches Anspannen,
mit der Absicht, «gar keinen» Atem zu verbrauchen,
an der Klangstelle «oben innen im Kopf» (Abb. 24) anzusetzen, und, während er sich von dort aus in den vorderen Kopf und den sich weitenden Rumpf hinein ausbreitet, ihn so voll und schön wie möglich erklingen zu lassen.

Solange die Stimme erklingt, muß der Ton in dieser Weise *gehalten* und *geführt* werden.

Falle also Halt und Form der Wirbelsäule und des Rumpfes, mit einem *Minimum an Spannung* gerecht wird. Ein Nachlassen darüber hinaus ist als *Erschlaffen* zu betrachten und schädlich; beim Rücken ist es gleichbedeutend mit dem *Verfall der Haltung.*

Zur Sicherung der Atemführung kann man dabei noch

den oberen Brustkorb mit dem Ansetzen des Tones etwas spannen, wobei er sich geringfügig wölben soll,
die Taille sich ringsherum dehnen lassen.

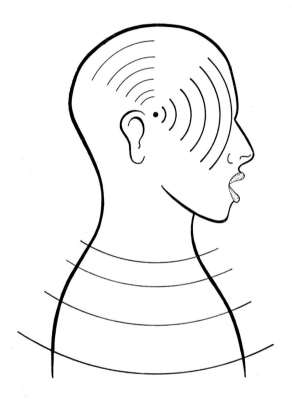

Abb. 24 Ansatzstelle und Ausbreitung des Klanges

Dieses Weithalten des Rumpfes gelingt am besten mit der Vorstellung, *den Ton «ohne» jedes eigene Zutun erklingen zu lassen und ihm nicht «aus der Kehle zum Mund hinaus» zu singen, sondern* «von der Klangstelle» im Kopf aus *«an der Wirbelsäule herunter»* in die *Brust hinein und* «von innen gegen das Brustbein» und «die Taille damit zu weiten» (Abb. 11, S. 29).

Auch kann man das Stehenlassen des Atems mit der Vorstellung fördern,

die Luft käme, während der Ton klingt, von außen durch den Mund nach hinten oben in den Rachen hinein.

Der Ton muß unbedingt ohne jedes Nachdrücken mit dem Rumpf (Brustkorb, Bauch) zustande kommen und das

absichtliche Anspannen der Bauchmuskeln – der vorderen Bauchwand – ist sorgfältig zu vermeiden.

Mit dem Absetzen des Tones läßt man den oberen Brustkorb und die Taille wieder einsinken und sichert das Nachlassen der Brustkorbspannung durch *absichtliches Sinkenlassen des Brustbeins;* es sinkt dabei geringfügig herunter, ohne daß aber die Wirbelsäule im geringsten dazu beitragen darf.

Bei fortlaufendem Singen und Sprechen kann man das korrekte Auffüllen der Lungen zusätzlich dadurch sichern, daß man darauf achtet, *genau gleichzeitig mit dem Einsinken des Brustbeins mit dem Rachen Luft zu schöpfen, wie in Abschn. A beschrieben* (s. S. 30).

Unter Umständen muß es aber, ebenso wie das Führen des Atems nach Abschn. E, S. 88, korrigierend eingeübt werden.

Beides muß unbedingt bei allem Sprechen und Singen zur festen, automatischen Gewohnheit werden.

Größere Beanspruchungen sind solange zu vermeiden, bis die Stimme dafür kräftig genug geworden ist und gar keine Unsicherheiten bei der Klangerzeugung mehr zu merken sind.

Als Sicherheitsmaßnahmen der Klangführung im Rachen empfiehlt es sich, den Klang, unbeschadet aller Änderungen in Stärke, Färbung und Höhe

ununterbrochen «mit der Klangstelle» festzuhalten, diesen Griff, fester zupackend, bei Intervallen und sonstigen Übergängen noch zu verstärken, während man den Atem gleichzeitig etwas «zurücknimmt»,

um jedes unwillkürliche Nachdrücken sicher auszuschalten.

Dem sehr leicht eintretenden, aber äußerst ungünstigen Mitbewegen der Kehle kann man meistens durch *geringes Zurücknehmen der Zungenspitze* mit Erfolg begegnen.

Man darf im übrigen den Ton ebensowenig in der Kehle spüren wie den Atem in den Lungen und es wird ebensowenig «mit der Kehle» gesungen wie «mit den Lungen» geatmet werden soll!

Konditionstraining der Klangbildung

Zum Teil wirken schon die zum Konditionstraining der Atmung angegebenen Tonübungen (S. 52) in diesem Sinne, besonders das Summen.

Auch durch eine korrekte Atemsteuerung in der «hinteren Nase» (s. S. 20), der Rachenkuppel, wird die beteiligte Muskulatur mittrainiert. Ebenso wird sie durch

vorsichtiges, leises Schnarchen, möglichst «hoch oben hinten in der Nase»

gekräftigt.

Zum *intensiven* Üben ihrer Spannkraft muß man jedoch ausgiebig

auf N(g) mit ausgeprägt *nasalem* Kopfklang bei etwas geöffnetem Mund summen.

Um die für die Klangerzeugung entscheidende Muskulatur – ohne besonderen Zeitaufwand – leistungsfähig erhalten, soll man daher den Tag mit Gähnen, Tailleherausspannen und Stöhnen, als «Morgengymnastik der Stimme» beginnen,

alle drei Übungen im Laufe des Tages mehrmals wiederholen,

so viel wie möglich mit nasalem Kopfklang auf N(g) und in bequemer Tonlage Volkslieder und Choräle summen.

Selbstverständlich darf man dabei auch nicht die geringste Abweichung von der korrekten Atem- und Klangführung in Kauf nehmen. Irgendwelche Unsicherheiten müssen gegebenenfalls erst durch entsprechende Korrekturübungen aus Abschn. E beseitigt werden.

Lautformung

Das erhaltende Üben derselben ergibt sich weitgehend im Rahmen der obigen Klangsicherungstechnik.

Grundregeln

Als Grundregeln hat man zu beachten, daß die Lautformung völlig unabhängig vom Halten und Führen des Klanges, unter korrekten Kieferbewegungen (s. S. 36), mit kleinstmöglichen Bewegungen in Lippen und Zunge erfolgen soll, die Laute aber so deutlich wie möglich ausgesprochen werden.

Zusätzliche Richtlinien

Um übliche, leicht vermeidbare Fehler auszuschalten, muß man gegebenenfalls dafür sorgen, daß
beim Mundöffnen das obere Ende des Unterkiefers auf seinem Platz bleibt (Abb. 18, S. 46),
Augenbrauen und Oberlippe nicht hochgezogen werden (durch «Hängenlassen» zu verhüten),
der hinter dem Kinn von außen sichtbare Mundboden sich nicht senkt,
die Kehle ihre Stellung nicht ändert oder sich mitbewegt.

Bei den Konsonanten soll man
«überhaupt keine» Luft abströmen lassen und
den vorhergehenden Ton ununterbrochen auf dem stehenden Atem weiterklingen lassen, ohne Rücksicht auf die durch den Konsonanten bedingte Unterbrechung.

Der Anschein, dies sei bei den Strömungslauten – der H-, S- und F-Gruppe besonders schwierig, täuscht. Man soll diese *nur mit Hilfe der im Kopf vorhandenen Luft* zustande bringen und verhütet das ungünstige, das Minimum überschreitende Abströmen des Atems am besten mit der Vorstellung, die Luft ströme dabei von außen in den

Mund *hinein.* Außerdem soll man diese Laute, indem man sie *nur kurz* «*andeutet*» *oder sie gar* «*überspringen*» will, kurz halten.*)

Diese Regeln der Lautformung müssen selbstverständlich auch beim gewöhnlichen Sprechen beachtet werden. Die Gefährdung des Klanges durch unkorrektes Lautformen ist dabei noch größer als beim Singen und man soll sich daher beim Sprechen besonders strikt an den Grundsatz vom geringstmöglichen Atemverbrauch und Bewegungsaufwand halten: nicht mehr, als eine perfekte Aussprache erfordert.**)

Es bedarf keiner Erläuterung, daß damit ein ausgiebiges leistungserhaltendes Üben der Lautformung am einfachsten zu sichern ist.

Konditionstraining

Die Spannkraft der beteiligten Muskulatur bedarf keines besonderen Übens, da diese beim Kauen schon genügend – intensiver als beim Sprechen und Singen – beansprucht wird.

Ihre Geschicklichkeit kann man dagegen noch durch

Flüstern und

schnelles Sprechen, auch schwieriger Worte,

bei exaktester Aussprache

besonders fördern.

D Hochleistungstraining der Stimme

Im Interesse des Kunstgesanges und, in gewissem Umfang, auch bei stark beanspruchten Berufsrednern muß die Leistungsfähigkeit des Stimmorgans über das hinaus, was mit dem vorigen Abschnitt – C – gesichert ist, systematisch *gesteigert* werden.

---

*) Auch das den Strömern verwandte Pfeifen, Blasen und Schneuzen erfolgt mit der gleichen Atemführung (s. S. 61).

**) Es lohnt sich, das mühelose Spiel des «Sprechapparates» an vorbildlichen Sprechern zu beobachten, wie sie auch heute noch auf der Bühne und im Film manchmal anzutreffen sind und auffallen.

Atmung

Man *kräftigt* deren Muskulatur

1. durch häufiges Einschalten eines erhöhten Widerstandes beim Einatmen, indem man die vordere Nase durch vorsichtigen Druck mit den Fingern verengt,
durch sehr kräftiges, kurzes «Schnüffeln»,
durch «enges» Schnarchen in der «hinteren» Nase;
2. mit einer gezielten Spannungsübung der Atemmuskeln, dem *Herausspannen der Taille:*
Bei gut gestrecktem Rücken und sicher gehaltenem Brustkorb werden die Lenden «von innen herausgespannt». Die Taille dehnt sich dabei durch ein innen im Rumpf empfundenes, kräftiges Anspannen (des Zwerchfells) in ihrem gesamten Umfang, gibt aber nicht, wie beim Einatmen, einfach weich nach, sondern ihre Muskulatur spannt sich, wie beim Ton, kräftig an (daß dabei nicht eingeatmet werden darf, versteht sich von selbst).

Die richtige Ausführung dieser Übung muß in den Lenden und in der Magengrube kontrolliert werden, die sich unter spürbarer Muskel-*spannung gleichzeitig* nach außen wölben sollen. Das Halten des Brustkorbes ist am Brustbein zu kontrollieren, genau wie beim Tonansatz und beim Stauen (Abb. 11, S. 29). Dieses Spannen und Weiten in der Taille ist auch der gleiche Vorgang und kann daher auch unter leisem, drucklosem Stöhnen ausgeführt werden (s. S. 54).

Pfeifen und Blasen

Bei diesen besonderen Tätigkeiten wird der Atemapparat spielend geübt und gekräftigt.

Beides wird ausschließlich «mit dem Mund» gemacht; man soll nur die «im Kopf» – in Mund und Rachen – befindliche Luft dazu benutzen. Diese wird von den Lungen automatisch nachgeschoben, *ohne daß dabei vom Rumpf nachgedrückt werden soll.* Druck und Geschwindigkeit werden ausschließlich mit dem Mund reguliert.*) Blasen

---

*) Dieses korrekte Blasen mit dem Mund ermöglicht es geübten Bläsern, während des Blasens, ohne den Ton zu unterbrechen, durch die Nase einzuatmen: es wird mit der Mundluft weitergeblasen, während gleichzeitig die Lungen auf dem

«aus der Lunge» oder «mit der Brust», beides am Sinken des Brustkorbes zu erkennen, ist grundfalsch.

Der Rumpf verhält sich dabei ähnlich wie beim Ton: der Brustkorb ist gespannt und darf nicht heruntersinken; es wird notfalls durch absichtliches Hochhalten des Brustbeins verhütet.

Das Luftschöpfen geschieht in der Regel, wie beim Singen und Sprechen, durch den Mund.

Klangerzeugung

Die für die *Atemführung* beim Sänger erwünschte überdurchschnittliche Kraft und Geschicklichkeit wird mit den zur Kräftigung der Atmung angegebenen Übungen erreicht (s. S. 52); mit ihnen muß im Interesse des Klanges

1. besonders ausgiebig,
2. unter möglichst starker Anspannung

trainiert werden. Besonders beim Herausspannen der Taille soll man die Atemmuskeln so kräftig wie möglich anspannen.

3. soll man unter kräftigem Anspannen sowohl leises Singen als auch langes Anhalten des Tones üben.

Dieses ausgesprochene Leistungstraining ist nur bei voller Spannkraft des Brustkorbes und gutem elastischem Nachgeben der Bauchmuskulatur erfolgreich; beides muß eventuell erst mit den entsprechenden Übungen des nächsten Abschnittes – E, Korrekturtraining – gesichert werden. Das dort beschriebene Rippenspreizen (S. 69) und das Gespannthalten des Brustkorbes (S. 71) kann aber im Interesse des Hochleistungstrainings schon hier mit herangezogen werden.

Die *Spannkraft* der für die Klangbildung und -führung zuständigen Muskulatur des Rachens erhöht man

durch besonders hartes Summen auf N(g), das nasal «in der Maske»

Weg über die Nase schnell wieder aufgefüllt werden. Daß die Mundluft nur kurze Zeit reicht und bald wieder Nachschub aus den Lungen braucht, versteht sich von selbst.

klingend, mit gleichbleibender Härte durch alle Lagen ausgiebig
zu üben ist;
durch gezielte Rachengymnastik, indem man die Zungenwurzel
nach hinten oben in die Rachenkuppel hinter der Nase hinein
drängt und dort hält;
dabei wird die Zunge von der Rachenmuskulatur nach hinten hochgezogen. Die Muskeln des Gesichts, der Kiefer und der Zunge selbst
dürfen dabei nicht im geringsten angespannt werden: die Lippen bleiben weich, die vordere Zunge bleibt breit und entspannt. Eine ähn-
liche Wirkung hat das
Schnalzen mit der hinteren Zunge am weichen Gaumen. Dabei soll
die vordere Zunge fest am harten Gaumen anliegen. Um die *Geschicklichkeit* der Rachenmuskulatur zu steigern, läßt man, mit der
hinteren Zunge am weichen Gaumen spielend, dort die Konsonanten G und K unter geringstmöglichem Aufwand an Spannung und
Bewegung entstehen.
Zur weiteren Leistungssteigerung muß man das feste Halten des
Klanges in allen Übergängen und Lagen systematisch üben:
1. das bereits erwähnte Ansetzen und Halten mit dem nasalen Summer auf einem Ton,
2. das Halten des Klanges mit diesem Summer in wechselnder Tonhöhe.
Dabei soll man sich bemühen, den Ton nach und nach immer *noch*
härter und *noch* nasaler klingen zu lassen; sogar ein gewisses *«Plär-
ren»* ist auf dieser Übungsstufe angebracht und erlaubt.
3. Das Halten des vollen Klanges beim Formen der verschiedenen
Vokale, die man bei gleichbleibender Tonhöhe aus dem nasalen
Summer sich entwickeln läßt;
4. dasselbe beim Singen eines Vokales mit wechselnder Tonhöhe
und in Intervallen.
Das begehrte «bruchlose» Führen des Klanges in den Übergängen
läßt sich meistens mit der Vorstellung sichern,
den Klang dauernd mit «Klangstelle in der Rachenkuppel» *festzuhalten,*
im Übergang auf dem bisherigen Ton «zu bleiben» und den näch-

sten unter zusätzlichem Anspannen – «fester zupackend» – «von selber» entstehen zu lassen,
den Atem im Übergang «zurückzunehmen».

Nach und nach übt man auf dieser, der vierten Übungsstufe, bis in die höchsten und tiefsten Lagen und auch mit größerer Lautstärke.

Im obigen Programm darf man immer erst dann die nächste Aufgabe in Angriff nehmen, wenn man die bisherigen Übungen absolut sicher beherrscht. Auch darf man nie vergessen: Üben besteht darin, *perfekt Erlerntes häufig zu wiederholen.*

Erst wenn das Halten des Klanges sicher eingeübt ist, kann man die weiteren Abschnitte dieses Trainings in Angriff nehmen:

5. Halten des Klanges beim Artikulieren auf einem Ton,
6. dasselbe bei melodischem artikuliertem Singen,
7. dasselbe beim Sprechen.

Lautformung

Sie wird auch im Hochleistungstraining automatisch im Rahmen der Klangbildung weitgehend mitgeübt.

Die Spannkraft der betreffenden Muskulatur braucht nicht noch besonders trainiert zu werden, wie bereits S. 60 erläutert.

Die erwünschte Geschicklichkeit, schnell und präzise einzustellen, erwirbt man im Rahmen jeder Ausbildung im Kunstgesang. Als besondere Übung, um die absolute Unabhängigkeit der Lautformung von der Klangbildung perfekt zu beherrschen, empfiehlt es sich
jeden einzelnen Vokal mit dem N(g) als Klangkern einzuleiten und ihn dann
über den ihm zugeordneten Summer (s. S. 37, Abb. 15) unter geringstmöglichem Aufwand an Anspannung, Bewegung und Atem entstehen zu lassen.

Ähnlich übt man das Bilden der Konsonanten, entweder in Verbindung mit dem Klang oder stumm, vor allem aber, «ohne Atem dabei abströmen zu lassen».

In gleicher Weise übt man dann

die verschiedenen Vokale mit den einzelnen Konsonanten zu verbinden und sie schließlich zu Worten zusammenzusetzen,
die Lautformung und Artikulation auch im Flüstern,
schließlich auch schnelleres Artikulieren.

E Korrekturtraining der Stimme

Die volle Entfaltung der Stimme scheitert
entweder am Halt des Atems
oder am Halt des Klanges.
Für beides ist die betreffende Muskulatur verantwortlich (s. S. 10). Es gilt daher, deren korrekte Arbeitsweise und deren Spannkraft wiederherzustellen.

Ist mit Hilfe der in Abschn. C gegebenen Anweisungen kein fehlerfreies Arbeiten des Stimmorgans – der mühelose, voll klingende Ton – zu erreichen, muß man die störenden Fehler systematisch durch gezielte korrigierende Spezialübungen beseitigen. Dabei soll man natürlich sämtliche Fehler gleichzeitig berücksichtigen, da sie sich gegenseitig fördern und zum Teil sogar bedingen. Sie sind mit diesem Spezialtraining samt und sonders restlos zu beheben und die Stimme kann dann nicht nur, nach Abschnitt C, in vollem Umfang wieder eingeübt und gekräftigt, sondern auch, nach Abschnitt D, auf Höchstleistung trainiert werden.

Der Erfolg eines solchen korrigierenden Übens ist selbstverständlich, hier wie überall, ausschließlich Sache der hartnäckigen, *eigenen* Arbeit, nicht etwa die des Lehrers. Diese «Gebrauchsanweisung zur Heilung der Stimme» ist deshalb sehr ausführlich und allgemeinverständlich abgefaßt; man muß sie allerdings auch wie eine solche studieren. Was in den einzelnen Fällen zu korrigieren ist, kann man ohne weiteres den in Abschnitt C aufgeführten Grundregeln und Hinweisen entnehmen. Anhaltspunkte für die Kontrolle des Erfolges findet er, außer in Abschnitt A, ebenfalls in C.

Um die Stimme völlig wiederherzustellen, können 4–6 Monate genügen, vorausgesetzt, größere Anforderungen können ihr solange erspart bleiben. Ist dies nicht möglich, dauert es erheblich länger. Eine perfekte Korrektur ist aber auch dann noch, selbst bei schweren Fehlern, in ein bis zwei Jahren zu erreichen,

sofern man ausgiebig übt und die Korrekturen, wenigstens beim Sprechen, so weit wie möglich dauernd berücksichtigt.

Bei der größeren Belastung eines künstlerischen Vortrags sind die fest angewöhnten, ungünstigen «Hilfen» – die Tricks, mit denen man sich über seine Schwächen hinweghilft oder diese zu verbergen sucht – zunächst unentbehrlich. Sobald aber eine leistungsfähigere Muskulatur die korrekte Klangerzeugung wieder ermöglicht, können die Verbesserungen langsam auch in das schwierigere «Hochleistungssingen» übergehen und sich dort auswirken.

Korrekturtraining der Atmung

a) Einfache Korrektur der Atembewegungen

Genügt es nicht, jede Abweichung von den normalen Atembewegungen, einschließlich des Anspannens im Schultergürtel (s. S. 39) durch intensives Üben der Normalatmung nach den in C, I, a, S. 50, angegebenen Regeln und Anweisungen zu beseitigen, soll man das korrekte Atmen a) zunächst mit der einfacheren Methode nach folgenden Regeln einzuüben suchen:

1. Mit möglichst *wenig, nicht* mit möglichst *viel* Luft üben.
2. *So langsam* wie möglich einatmen (Luft einziehen).
3. So *drucklos* wie möglich ausatmen (Luft heraus*lassen*).
4. Nach dem Einatmen *keine Pause* eintreten lassen.
5. *Nie so tief* wie möglich ein- oder ausatmen.
6. Immer mit einem *Geräusch* atmen; man läßt es entweder, wie normal, an der engsten Stelle *in der vorderen Nase* entstehen oder an der Zungenspitze, den Zähnen oder zwischen den Lippen. Das Ge-

räusch muß ununterbrochen weiterlaufen und beim Ein- und Ausatmen immer den gleichen Klang haben. Während des Einatmens ist es dauernd von gleicher Stärke, beim Ausatmen wird es leiser und leiser, darf aber nie ganz abreißen.

7. Der *Brustkorb* darf sich nicht im geringsten heben und senken; es ist am Schlüsselbein sicher zu kontrollieren.

8. Die *Lenden* sollen sich beim Einatmen weich nachgebend dehnen.

9. Der *Rücken* wird möglichst gestreckt und völlig still gehalten; es ist am Kopf, der sich nicht im geringsten mitbewegen darf, leicht zu kontrollieren.

10. Schultern entspannt lassen – durch Hängenlassen der Ellbogen.

11. *Gesicht* entspannen – durch Sinkenlassen der Augenbrauen und «Weichwerdenlassen» der leicht geöffneten Lippen.

12. *Zunge* entspannen – indem man sie – mit etwas eingezogener Spitze – ganz weich und breit im Mund «zu Boden» sinken läßt.

Gelingt es, diese 12 Regeln genau zu befolgen, ist es nur eine Frage der Zeit, des ausgiebigen Übens und des dauernden, aufmerksamen Kontrollierens, bis die Normalatmung zur Gewohnheit wird und schließlich automatisch verläuft.

Zu 7.

Auch nicht das geringste Anspannen der Brustmuskeln unterhalb des Schlüsselbeins darf geduldet werden,

ganz zu schweigen von der Mitarbeit der Hals- und hinteren Schultermuskeln.

Am besten läßt man den Brustkorb «völlig entspannt» liegen und bemüht sich, ihn «überhaupt nicht» zu bewegen. Dies gelingt allerdings erst dann, wenn der Bauchmuskelschlauch in seinem ganzen Umfang genügend nachgibt, d. h. die Lenden sich gut dehnen.

Zu 8.

Die Bauchmuskulatur soll ringsherum losgelassen, aber nicht absichtlich bewegt werden.

Sie darf auf keinen Fall beim Einatmen herausgedrückt oder beim Ausatmen eingezogen werden.

Falls, wie anfangs häufig, das Nachgeben und Dehnen in der Lendengegend schwierig sein sollte, übt man es zunächst mit der vorderen Bauchwand; es ist leichter und regt die Lendenpartie an mitzuarbeiten. Sobald wie möglich soll man sich aber auf diese konzentrieren: *bei gut nachgebenden Lenden dehnt sich der gesamte Bauchmuskelschlauch automatisch mit* und zieht sich auch ebenso beim Ausatmen weich und elastisch wieder zusammen, ohne sich dabei anzuspannen.

Zu 9. Das Halten der Wirbelsäule muß notfalls durch Anlehnen des Kopfes gesichert werden; selbstverständlich ohne übermäßiges Anspannen.

b) Komplizierte Korrektur der Atembewegungen

Gelingt es nicht, sich das korrekte Atmen mit Hilfe der einfacheren Methode anzugewöhnen, ist dies ausnahmslos einer zu schwachen Brustwandmuskulatur zur Last zu legen.

Diese muß dann durch eine Reihe von Spezialübungen systematisch gekräftigt werden, bis ihre wiedergewonnene Spannkraft das normale Atmen ermöglicht.

Brustkorb

Bei allen fünf dieser Übungen muß dafür gesorgt werden, daß die Muskulatur der Brustwand unter günstigsten Bedingungen und ungestört arbeitet und vor allen Dingen nicht durch unzweckmäßige Mitarbeit anderer Muskelgruppen beeinflußt wird. Die Muskeln des Schultergürtels und der Wirbelsäule, die leicht unwillkürlich zu Hilfe genommen werden (s. S. 40 unter Fehlatmung), dürfen zum Bewegen des Brustkorbes im Rahmen dieser Übungen genau so wenig beitragen wie beim Atmen. Solange dies noch der Fall ist, wird zwar die Beweglichkeit des Brustkorbes gefördert, dessen Muskeln jedoch höchstens etwas gedehnt, keineswegs aber gekräftigt.

Es muß daher bei allen Brustkorbübungen genau darauf geachtet werden, daß

1. die Wirbelsäule völlig ruhig gehalten,
2. der Atem nicht angehalten wird,

3. der Brustkorb sich nach jedem Anspannen vollständig entspannt,
4. die äußere, auf dem Brustkorb gelegene Muskulatur – des Schultergürtels – sich nie mitanspannt.

Die Haltung der Wirbelsäule wird wie bei der einfachen Atemkorrektur gesichert, dem Anhalten des Atems so, wie in dem betreffenden Abschnitt später angegeben, am besten durch wiederholtes, kurzes Ausatmen vorgebeugt (s. S. 86).

Das völlige Loslassen, die Entspannung, des Schultergürtels ist – neben dem Gestreckthalten des Rückens – einerseits besonders wichtig, andererseits jedoch etwas schwierig. Es gelingt am besten, wenn man imstande ist, im Stehen die Hände, im Sitzen die Ellbogen «schwer wie Blei» nach unten sinken zu lassen. Trotzdem muß man dem breiten, vom Schulterblatt ausgehenden Muskel, noch besondere Aufmerksamkeit widmen, der den unteren Brustkorb von hinten her umgreift. Dessen verhängnisvolle Mitarbeit wird leicht übersehen, ist aber eindeutig an einem fast unmerklichen Einsinken des Brustbeins, vorn oben im Brustkorb, beim Anspannen dieses Muskels zu erkennen.

Alle diese Vorsichtsmaßnahmen muß man während des Übens immer wieder kontrollieren resp. verbessern.

Die Muskulatur des Brustkorbes ist erst dann genügend gekräftigt, wenn man diesen *auch beim Ausatmen gewölbt halten kann* und er auch einem stärkeren Einatmungswiderstand – mit verengter Nase oder «schniefend» – standhält. Er hält dann seine normale, gut gewölbte Form ganz von allein, ohne mit dem Ein- und Ausatmen zu wanken.

Die wirksamste Übung für den Brustkorb ist das «Rippenspreizen» (1). Sie ist aber auch die schwierigste und muß deshalb durch die anderen vier vorbereitet werden. Manchmal genügt dazu das relativ einfache «Gespannthalten des Brustkorbes» (2); sonst müssen die Brustwandmuskeln durch «Brustbeinbewegen» (3) und «Die Ziehharmonika» (4) erst gedehnt und durch das «Brustkorbbreithalten» (5) zum Anspannen angeregt werden.

1. Rippenspreizen (Abb. 25)

Man spannt dabei die innen in der Wand des Brustkorbes gelegenen Muskeln ganz kurz an, mit der Vorstellung, die Rippen wie Finger spreizen zu wollen, und läßt sie anschließend sofort wieder

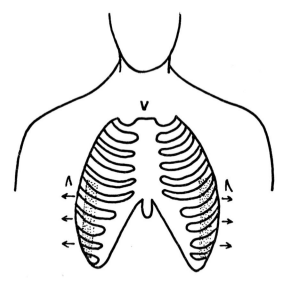

Abb. 25 Spannen des Brustkorbes. Die anfangs (Übung 1) anzuvisierenden Partien punktiert

los. Bei diesem «Anzupfen» kann man mit den Fingerkuppen kontrollieren, wie sich die Muskeln zwischen den Rippen anspannen und der Brustkorb sich dabei geringfügig weitet, um beim Loslassen wieder in sich zusammenzusinken.

Am besten pflegt es im Sitzen mit angelehntem Kopf zu gelingen. Das Atmen hat nichts damit zu tun; auf keinen Fall darf gleichzeitig mit dem Anspannen eingeatmet werden.

Zunächst übt man das Rippenspreizen vorne-unten, später mehr seitlich und weiter oben, zuletzt vorne-oben.*) Sobald es im oberen Brustkorb sicher gelingt, soll nur noch dort, an der für dessen Form und Weite maßgeblichen Partie, weitergeübt werden.

Man soll es dahin bringen, daß das Rippenspreizen jederzeit, überall und in jeder beliebigen Körperhaltung spielend leicht gelingt.

------

*) Dabei arbeitet die Muskulatur jeweils an der anvisierten Stelle am stärksten; die gesamte übrige Brustwandmuskulatur macht jedoch mit.

2. Gespannthalten des oberen Brustkorbes

Es ist einfacher als das Rippenspreizen und kräftigt die Muskulatur ebenfalls, wenn auch nicht ganz so vollkommen.

Anfangs ist es schwer, die Mitarbeit des Schultergürtels ganz auszuschalten; eine gewisse Wirkung wird aber trotzdem erreicht, sofern man wenigstens den Brustkorb völlig still halten kann. Der Schultergürtel läßt sich dann nach und nach doch noch ganz ausschalten. Man hält den oberen Brustkorb, anfangs nur drei bis fünf Atemzüge lang – *auch beim Ausatme*n –, gewölbt und weit. Dabei kommt es darauf an, ihn *absolut still* zu halten, so daß er sich nicht im geringsten mit der Atmung bewegt, die bei dieser Übung ausschließlich in der Taille sichtbar werden darf.

Anfangs wird man dabei relativ vorsichtig atmen – «weich» und flach – keineswegs aber tiefer, schneller oder mit mehr Widerstand, als es ohne Mitbewegung des Brustkorbes möglich ist; sonst werden die sogenannten «Hilfsmuskeln» mit tätig, und der Erfolg dieser sonst so sicheren Übung ist vereitelt. Nach etwa ein paar Wochen häufigen Übens kann dann mit langsam steigendem Widerstand, in Mund («ss») oder Nase (S. 52), geübt werden. Daß man auch die übrigen Grundregeln nicht aus den Augen lassen soll, sei der Vollständigkeit halber erwähnt.

Hat man Schwierigkeiten, den Brustkorb nur mit Hilfe seiner eigenen Muskeln völlig still zu halten, muß man diese erst mit den anderen drei Übungen vortrainieren. Damit wird dann auch das Rippenspreizen möglich.

3. «Brustbein bewegen» (Abb. 26)

Durch Strecken und Beugen der oberen Wirbelsäule wird «die Mitte des Brustbeins» nach vorn-oben herausgestreckt und wieder nach innen eingezogen (der obere Brustkorb wird dabei abwechselnd gewölbt und flach).

Man soll sich bemühen, ausschließlich die obere Wirbelsäule dabei zu benutzen und Kreuz wie Nacken so ruhig wie möglich zu halten.

Die Schultern dürfen sich nicht anspannen oder gar nach hinten oder nach vorne gezogen werden. Sie werden nur vom Brustkorb etwas mitbewegt; beides ist leicht voneinander zu unterscheiden.

Beim Herausheben des Brustbeins soll mit einem weichen, kurzen «Sch» etwas ausgeatmet werden («ein Fingerhut voll»), genau umgekehrt wie allgemein üblich. Das Einatmen erfolgt automatisch.
Bei richtiger Ausführung bewegt sich der Kopf kaum.

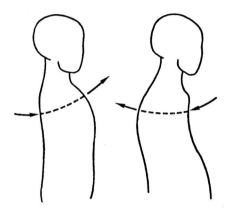

Abb. 26   Brustbein bewegen, nach «oben-vorn» – nach «innen-herein»

4. *Die «Ziehharmonika»* («mit dem Brustkorb in die Breite atmen»)
Der Brustkorb wird, gleichzeitig mit dem Atmen, in horizontaler Richtung erweitert und wieder verengt.
Die Bewegung soll nur mit den inneren Brustkorbmuskeln gemacht werden; sie gelingt am besten im Sitzen. Unter relativ flachem und weichem Atmen mit dem Mund – mit einem S oder F – sucht man, den Brustkorb mit dem Einatmen durch Anspannen «innen in seiner Wandung» in horizontaler Richtung zu weiten, so daß er – etwa 1 cm – breiter wird, und ihn, mit dem Ausatmen wieder nachgebend, entsprechend schmaler werden zu lassen (oder, um gut nachzugeben, «lieber etwas mehr»!). Zur Kontrolle werden die Fingerrücken bei völlig entspannten Schultern und ohne jeden Druck seitlich an den Brustkorb angelegt, während die Ellbogen tief herunterhängen. Nur das Gewicht der Hände dient als Leitwiderstand und zur Kontrolle der Bewegung. Die Übung gelingt am besten mit der Vorstellung,

die vordere Brustwand solle in der Mitte auseinandergezogen werden wie eine zweiteilige Schiebetür und solle beim Loslassen wieder zusammengehen.

Diese minimale Bewegung soll nur durch Anspannen und Nachgeben vorne seitlich in der Brustkorbwand, etwa in Höhe des unteren Brustbeindrittels, zustande kommen. Mit ihr saugt der Brustkorb wie eine Ziehharmonika mit geöffneter Luftklappe die Luft ein und läßt sie wie diese bei ihrem elastischen Zusammengehen wieder hinaus. Bei richtiger Ausführung stehen Schlüsselbein und Kopf still, der Brustkorb sinkt nicht im geringsten beim Weiten vorne-oben ein, der Bauch wird nicht eingezogen, der Atem läuft gleichmäßig und spielend mit.

5. Brustkorbbreithalten

Die Brustwandmuskeln werden angespannt und der dadurch etwas breitgestellte Brustkorb wird mehrere Atemzüge lang so gehalten. Er wird zunächst – etwa dreimal – wie bei der «Ziehharmonika» bewegt. Nach dem dritten Einatmen läßt man ihn aber nicht wieder, mit dem Ausatmen nachgebend, schmaler werden, sondern *hält ihn breitgestellt still*, während die Atmung unabhängig davon und ohne die geringste Unterbrechung weiterläuft. Die Atembewegungen dürfen sich ausschließlich in der Taille abspielen. Nach einigen Atemzügen wird der Brustkorb, nach dem Ausatmen, wieder losgelassen und wird, wie bei der «Ziehharmonika», wieder schmaler. Auch bei dieser Übung darf nur so tief, schnell oder kräftig geatmet werden, wie es noch ohne geringstes Bewegen des Brustkorbes möglich ist.

Sobald dessen Muskulatur auf die eine oder andere Weise ausreichend (s. S. 18) gekräftigt ist, übt man sie, soweit erforderlich, nur noch nach den Anweisungen der Abschnitte C und D.

Bauchmuskulatur

Jede, auch die begrenzte und relativ geringfügige Verspannung in dessen Bereich beeinträchtigt die Wirkung der Brustwand- und Zwerchfellmuskeln. In diesen Fällen muß das elastische *Nachgeben* des Bauchmuskelschlauches in seinem gesamten Umfang wieder eingeübt werden (s. S. 24).

Meistens genügen dazu schon – als *einfachere Methode* (a) – Vorstellungen wie:
der Bauch fülle sich ringsherum wie ein Ballon und *bleibe* beim Ausatmen gedehnt,
die Luft ströme bis hinunter in die Oberschenkel,
die Leistengegenden oder das Kreuz würden durch die Luft gedehnt,
die in die «dort unten gelegene» Lunge hineinströmt.
Die Bauchmuskulatur wird damit veranlaßt, beim Einatmen nachzugeben und beim Ausatmen entspannt zu bleiben.
Man muß sich hüten,
die Bauchwand beim Einatmen herauszudrücken oder -zuschieben oder sie beim Ausatmen einzuziehen.
Ersteres geschieht mit einer geringfügigen Bewegung in der Wirbelsäule, im Brustkorb oder in beiden. Es ist deshalb strengstens darauf zu achten, daß sich beide nicht im geringsten bewegen.

Das korrekte Bewegen des Bauchmuskelschlauches ist daran zu erkennen, daß
sich die ganze Taille spielend und ausgiebig erweitert und verengt, beim Ein- und beim Ausatmen gleich weich entspannt ist und der Brustkorb nicht im geringsten im Sinne der Fehlatmung gehoben und gesenkt wird (Abb. 16 u. 17). Das Ziel der Übung ist erreicht, wenn dies auch bei tiefem und kräftigem Atmen im Stehen und Gehen der Fall ist.

Wenn die Korrektur auf diese Weise nicht gelingt, muß sie auf einem etwas *komplizierteren* Wege (b) erreicht werden.

Man beginnt dann mit der vorderen Bauchwand, wo das Nachgeben anfangs am besten gelingt, und sucht nach und nach die Flanken, schließlich auch die Lenden hinten beiderseits der Wirbelsäule zum Nachgeben zu bringen. Es ist durch Anlegen der Hände zu kontrollieren, gelingt dadurch leichter und läßt sich mit der Zeit immer mehr verbessern.

Das elastische Nachgeben der Lenden muß besonders gut geübt werden, da die Muskulatur dort am meisten verspannt zu sein pflegt und die Atemführung beim Ton damit nicht unerheblich stört. Über-

74

dies ist mit genügendem Nachgeben in den Lenden die korrekte Bewegung der gesamten übrigen Bauchmuskulatur automatisch gesichert.

Das Nachgeben der Lenden kann man noch durch bestimmte Stellungen fördern:

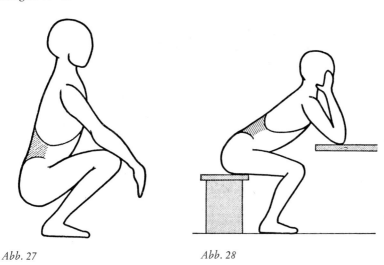

Abb. 27   Abb. 28

1. in der Bauchlage,
2. in tiefer Hocke (Abb. 27),
3. sitzend mit weit vorgeneigtem Oberkörper, das Kinn in den Händen ruhend, bei auf einem Tisch aufgestützten Ellbogen (Abb. 28),
4. sitzend wie oben, jedoch beide Ellbogen auf die Knie aufgestützt, das Kinn wie oben (Abb. 29),
5. dasselbe, jedoch mit übereinandergeschlagenen Knien mit nur einem Ellbogen aufgestützt.

In allen Stellungen soll die obere Wirbelsäule durchgestreckt, das Kreuz dagegen eher etwas «rund» gemacht werden.

Besonders verspannte Lenden bringt man, jede für sich allein, durch Einknicken auf der Gegenseite bei Übung 5 zum Nachgeben (Abb. 30). Der Erfolg zeigt sich daran, daß sich die Lenden unabhängig von der Körperhaltung beim Atmen mitbewegen, auch beim Gehen.

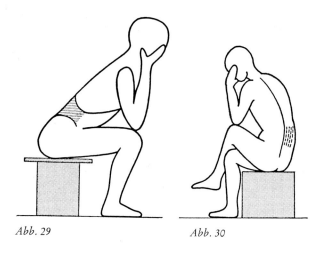

Abb. 29   *Abb. 30*

Eine Kräftigung der Bauchmuskeln pflegt nicht nötig zu sein; bei kräftigem Brustkorb und korrekten Atembewegungen erlangen diese die nötige Spannkraft ganz automatisch.

a) Einfache Korrektur der Atemsteuerung

Ohne korrekte Atemsteuerung ist eine leistungsfähige Atmungsmuskulatur auf die Dauer nicht zu erwarten, da ihr der Trainingswiderstand in der vorderen Nase (s. S. 26) fehlt. Es liegt daher im Interesse der Stimme, jene wiederherzustellen.

Zunächst wird das Atemgeräusch vorne «innen in der Nase» behelfsmäßig durch vorsichtiges, druckloses Anfassen der Nase, der Wangen oder der Oberlippe zustande gebracht, wodurch die Nase etwas schmaler und enger wird.

Am besten ist es, die Haut auf oder unmittelbar neben der Nase unter ganz leichtem Anlegen zweier Fingerkuppen etwas nach unten, zur Nasenspitze hin zu ziehen bzw. zu schieben. Dabei werden die Finger mit nur gerade so viel Druck angelegt, daß sie nicht abgleiten; das Gewicht der Fingerkuppen genügt. Die günstigste Stelle für das Anlegen der Finger ist nicht immer die gleiche; sie muß jedesmal neu gefunden werden (Abb. 31). Ähnliches kann auch durch Ziehen an der

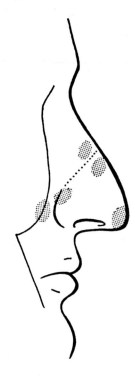

Oberlippe vorne an der Mitte und in Richtung nach vorne-unten erreicht werden (Abb. 35, S. 80). Empfehlenswert ist immer der Griff, mit dem das richtige Atemgeräusch am leichtesten zustande kommt.

Es soll immer nur soviel gezogen, resp. geschoben werden, daß die eintretende Verengung der vorderen Nase gerade ausreicht, um den Atem, «innen im Nasenrücken» wieder zu spüren und das leise lispelnde Geräusch, so wie S. 19 als normal beschrieben, entstehen zu lassen, ohne daß aber das Atmen merkbar schwerer wird. Besonders anfangs sei man bemüht, leise und mit «wenig Luft» zu atmen.

Das Atemgeräusch in der «hinteren Nase» (s. S. 20) findet man über das leise Schnarchen bei geöffneten Lippen.

Das Zusammenspiel beider Stellen, die komplette Atemsteuerung, übt man sodann durch

Atmen mit der Nase bei offenem Mund ein, am sichersten indem man
Ein- und Ausatmen jeweils mit einem ganz leisen Kn(g) einleitet,
um später den Atem dauernd mit der ganzen Nase zu führen (s. Abb. 20, S. 50).

Abb. 31 Korrektur der Nasenatmung. Verschiedene Stellen zum Anlegen der Finger

b) Komplizierte Korrektur der Atemsteuerung

Sie dauert länger als die einfache Korrektur, führt dafür aber auch selbst bei hartnäckigen Fehlern sicher zum Ziel.

Die Verspannung der mit der Haut eng verbundenen, nicht verschiebbaren Gesichtsmuskulatur (Abb. 32) wird durch Massage (Dehnung) und Gymnastik (Bewegungsübungen) beseitigt. Es ist dann nicht mehr schwierig, deren normale Spannung und Einstellung, so

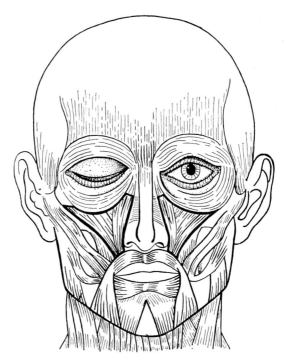

Abb. 32   Die Gesichtsmuskulatur, die zu dehnenden Teile umrandet

wie es die Atemsteuerung in der vorderen Nase verlangt (s. S. 51), zu bewahren, resp. jederzeit schnell wieder herzustellen.

Diese korrigierende Gesichtsbehandlung macht man am besten bequem und mit angelehntem Kopf vor dem Spiegel
bei möglichst entspanntem Gesicht
und ohne den Atem je dabei anzuhalten (s. S. 85).

Gesichtsmassage

Sie besteht in 6 Griffen, mit denen die Weichteile des Gesichts – Haut, Muskeln und Bindegewebe – gedehnt werden. Bei 1 und 2 werden sie, unter so wenig Druck wie möglich, auf dem darunter liegenden Knochen in der Längsrichtung des Muskels verschoben, bei 3–5 in die Länge gezogen.

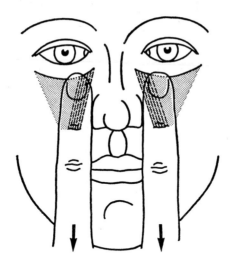

Abb. 33

Die massierenden Finger dürfen *nicht* über die Haut *gleiten*, sondern sollen, wie angeklebt liegend, diese genau in der aus den Abbildungen ersichtlichen Richtung mit einer langsamen, nachdrücklichen Bewegung mit sich ziehen (nicht etwa ruckartig zerren!).

1. Abb. 33

Handgelenk und Finger sind gestreckt; die beiden genau senkrecht gehaltenen vierten Finger werden, jeweils mit ihrer oberen Hälfte, unmittelbar *neben* der Nase angelegt, dürfen diese jedoch nicht im geringsten zusammendrücken.

Die Weichteile des Gesichts werden mit den Fingern abwechselnd genau senkrecht nach unten gezogen und, nachgebend, wieder «losgelassen», dürfen aber auf keinen Fall etwa zurückgeschoben werden. Ebensowenig dürfen die Finger von der Haut abgehoben werden.

Handgelenke und Finger müssen dauernd steif gestreckt bleiben; diese werden nur aus dem Schultergelenk heraus bewegt.

2. Abb. 34

Die gestreckten dritten und vierten Finger werden wie bei 1. angelegt und die Weichteile wie dort, bei steifen Handgelenken «aus den Schultern heraus» in der Pfeilrichtung geschoben und gedehnt und wieder losgelassen. Da sie bei ersterem gleichzeitig zur Mitte zusammengeschoben werden, wölbt sich die Oberlippe dabei etwas vor.

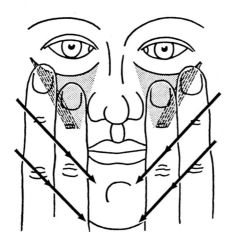

Abb. 34

3. Abb. 35

Die Oberlippe wird an der Spitze angefaßt und parallel zur Verlängerung des Nasenrückens langsam – nicht etwa ruckartig – weit

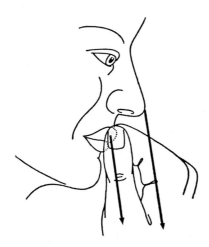

Abb. 35

nach unten und etwas von den Zähnen ab nach vorne gezogen; sie wird dabei «rüsselförmig» gedehnt. Anschließend läßt man sie, wie bei 2., wieder in ihre Ruhelage zurückgehen.

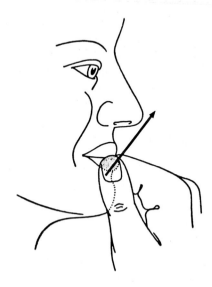

Abb. 36

4. Abb. 36

Die Unterlippe wird etwa 5 mm unterhalb des Lippenrandes gefaßt und, von den Zähnen fort, schräg nach vorne-oben gezogen. Das Kinn muß nachgeben und mit nach oben gezogen werden.

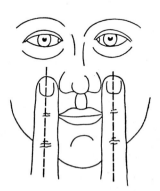

Abb. 37

5. Abb. 37

Die Kuppen der senkrechtstehenden Finger werden neben den Nasenflügeln in das obere Ende der von der Nase zum Mund verlaufenden Falte fest angelegt. Sodann werden die Finger so um ihre eigene Achse gedreht, daß sie die Weichteile, mit denen die Nase mit dem darunterliegenden Knochen verbunden ist, von diesem ab und nach vorne schieben, als ob die Nase dort, wo sie an die Oberlippe grenzt, vom Knochen abgelöst werden solle.

Die Finger müssen dabei in ihrer ursprünglichen Richtung liegenbleiben. Man muß sich vorstellen, mit dem Drehen der Finger möglichst weit hinter die Nase kommen zu wollen; ein gewisser Druck ist dabei erforderlich.

6. *Kneten der Nasenflügel:* Die bei fehlerhafter Atemsteuerung oft steif-verdickten Nasenflügel, der bewegliche Teil der Nase unterhalb des deutlich zu tastenden knöchernen Nasenbeins, werden mit den Fingerkuppen gegen die zwischen ihnen liegende Nasenscheidewand geknetet. Es macht sie beweglich und massiert gleichzeitig die Schleimhaut der Nase.

Die meistens nötige Dehnung der überspannten Stirnmuskeln bedarf keiner besonderen Anleitung.

Gesichtsgymnastik

Sie besteht in gezielten Bewegungen, die der Verspannung der zu korrigierenden Muskelgruppen entgegenwirken.

1. *«Der Rüssel»* (Abb. 38)

Vorschieben der Lippen durch Anspannen ihrer ringförmigen Muskulatur.

Bei völlig entspanntem Gesicht, offenem Mund mit nach hinten stehendem Unterkiefer (s. Abb. 18) und entspannter Zunge werden die Lippen rüsselförmig nach vorn und etwas nach oben vorgeschoben – «spitz gemacht» – und wieder losgelassen, so daß sie wieder in ihre Ausgangsstellung zurücksinken. Beim Vorschieben soll die Mundöffnung kreisrund werden, ihr Durchmesser etwa so groß wie der eines Kugelschreibers.

Die Bewegung wird ausschließlich in den Lippen selber gemacht. Das Anspannen der Lippenmuskeln ist ganz vorn am Rand der Lippen deutlich zu spüren.

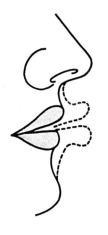

Abb. 38

Die Bewegung gelingt am besten mit der Vorstellung,

nur den Rand der Lippen vorzuschieben und die Mundwinkel, von der Mitte her, möglichst nahe aneinander zu bringen.

Die Übung ist unwirksam, wenn

Kiefer (Zähne) und Zunge sich dabei mitbewegen,

die Lippen beim Loslassen zurück*gezogen* werden, statt in ihre Ausgangslage zurückzu «sinken»,

das Kinn beim Vorschieben der Lippen heruntergezogen wird,

die Wangen neben der Nase sich spannen und nach oben ziehen.

Diese Fehler muß man anfangs meistens dadurch verhüten, daß

entweder die Backenzähne so drucklos wie möglich geschlossen gehalten werden

oder ein dicker Bleistift o. ä. zwischen den Zähnen festgehalten wird und die Lippen über diesen röhrenförmig vorgeschoben werden, ohne ihn zu berühren.

Die korrekte Ausführung ist eindeutig daran zu erkennen, daß beim Vorschieben der Lippen das Kinn mit nach oben, die Wangen mit nach unten gezogen werden, während die Zähne stillstehen.

2. *Oberlippe vorschieben* (isoliertes Bewegen der Oberlippe, Abb. 39)

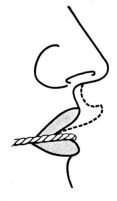

Abb. 39

Die Spitze der Oberlippe wird waagerecht nach vorne geschoben und wieder losgelassen. Das Vorschieben geschieht durch Anspannen der gleichen Stelle an der Oberlippe wie in Übung 1.

Die Unterlippe darf etwas mitgehen; es ist aber anzustreben, sie völlig auszuschalten; dies gelingt leichter, wenn die Zunge entspannt und schwer auf die Unterlippe gelegt wird.

Man muß nur die Spitze der Oberlippe bewegen wollen, und zwar gradlinig nach vorn – oben.

Anfangs gelingt es besser, wenn ein Finger, Bleistift oder ähnliches ganz leicht an die Spitze der Oberlippe angelegt und von dieser weggeschoben wird.

Die Korrektheit der Übung ist gesichert, wenn
sich im Gesicht sonst nichts bewegt,
nur die Wangen wie in «1» etwas nach unten gezogen und mitgenommen werden.

3. Abb. 40. *Unterlippe auf und ab bewegen:*

Die Unterlippe wird mit so wenig Anspannung wie möglich senkrecht nach oben geführt und wieder fallen gelassen. Bei ihrem Anheben muß das Kinn mit nach oben gezogen werden; dessen Muskulatur muß also gut nachgeben. Die Oberlippe bewegt sich ebensowenig wie die übrigen Gesichtsmuskeln.

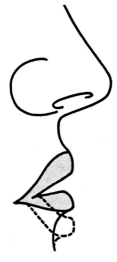

Es wird anfangs mit geschlossenen, später bei geöffneten Zähnen geübt. Mit einem Bleistift o. ä., auf die Unterlippe gelegt, ist die Bewegung leichter zu erlernen. Sie ist wirkungslos, wenn sich die Zähne, d. i., der Unterkiefer oder die Oberlippe mitbewegen.

Das *kompliziertere Korrekturtraining der Atemsteuerung* in der «hinteren Nase» (s. S. 21) ist mit dem der Klangbildung im Rachen so gut wie identisch, da beide Sache ein- und derselben Muskulatur im oberen Rachen sind. Es braucht also nicht extra geübt zu werden und ist hier fortgelassen, da es später, als ent-

Abb. 40

scheidend wichtiger Teil der komplizierteren Klangbildungskorrektur, im entsprechenden Abschnitt eingehend beschrieben wird.

Schlechte Atmungsgewohnheiten

Sie müssen unter Umständen systematisch abgewöhnt werden.

Mundatmen

Es läßt sich in allen Fällen, meistens sogar leicht, durch korrektes Nasenatmen ersetzen; man muß nur manchmal etwas Zeit und Mühe aufwenden. Damit schwindet mit der Zeit auch die Neigung zu Katarrhen und verwandten chronischen Leiden der Luftwege.

Unwillkürliches Atemanhalten

Beim unwillkürlichen Atemanhalten werden Atemmuskeln und Lungen nicht bis zur vollen Ruhestellung entspannt, sondern in einer mäßigen Einatmungsstellung *gespannt gehalten*. Daß dies nachteilig ist, bedarf keiner Erläuterung.

Entweder besteht die Gewohnheit, nie ganz, d. h. bis zur normalen Ruhestellung der relativen Entspannung in Muskeln und Lungen auszuatmen. Es handelt sich dann um eine allgemeine nervöse Überspannung, die sich u. a. auch auf die Atemmuskeln auswirkt. Oder der Atem wird nur bei mehr oder weniger starken Muskelanspannungen angehalten. Zuerst nur bei einer gewissen Anstrengung angewandt, wird es mit der Zeit so zur Gewohnheit, daß es sich auch bei Kleinigkeiten, wie Zähneputzen, Essen u. a., einstellt. Manchmal wird sogar noch unwillkürlich vorher Luft geholt, besonders beim Heben, Bükken u. ä.

Die Gewohnheiten pflegen sich mit der Zeit zu verschlimmern und führen schließlich dazu, den Atem sogar unter Druck anzuhalten. Anfangs wird dieses Pressen nur bei schwererem Heben angewandt; es wird aber immer mehr zur Gewohnheit und stellt sich schließlich bei *jeder*, auch der leichtesten, Muskelarbeit ein. Der Schaden, der dadurch am gesamten Atem-Stimm-Apparat entsteht, bedarf keiner

Erläuterung. An dieser Verspannung der Atmung sind auch die oberen Luftwege beteiligt. Infolgedessen wird dann häufig, vielleicht sogar regelmäßig, die Zunge gegen die vorderen Zähne gedrückt; Eindellungen an deren vorderem Rand sind ein sicheres Zeichen dafür. Kommt es aus anderen Gründen zu dieser verspannten Zungenhaltung, z. B. durch eine schlecht sitzende Zahnprothese, zieht dies leicht (zwangsläufig?) eine Verspannung der Atmung und unwillkürliches Atemanhalten nach sich; manche Lungenerweiterung mag auf diese Weise entstanden sein.

Gegebenenfalls verhütet man das Atemanhalten und Pressen dadurch, daß man

grundsätzlich bei jeder Muskelanspannung etwas ausatmet,
sich angewöhnt, auch sonst den Atem immer wieder «loszulassen».

Man soll es aber dahin bringen, *die Atmung ständig, trotz aller Anspannung, automatisch weiterlaufen zu lassen.*

Am leichtesten fällt das – absichtliche – Ausatmen auf «Sch» durch den Mund bei drucklosem Anlegen der Zungenspitze an den mittleren Gaumen; es soll «weich» und «dick» klingen und nur ganz kurz sein.

Anschließend darf nicht etwa absichtlich wieder «Luft geholt» werden, sondern die Atmung bleibt sich selbst überlassen. Das automatische Einatmen soll nur an der Taille sichtbar werden, während man den unteren Brustkorb möglichst schmal bleiben läßt.

Auch das – normale – automatische Weiterlaufen des Atems wird auf diese Weise am besten erreicht, in der Absicht, «dauernd»

die Lungen «leer»,
den unteren Brustkorb schmal,
die Magengrube eingesunken,
die Zungenspitze ein paar Millimeter von den Zähnen zurückzuhalten.

Die Atmung auf diese Weise, auch bei Anstrengung und Aufregung, buchstäblich «in Ruhe zu lassen», muß zur festen Gewohnheit werden.

Husten

Man soll ihn so weit wie möglich unterlassen; es wird mit der unten beschriebenen Technik weitgehend ermöglicht, muß aber erst eingeübt werden.

Bis dahin soll man gegebenenfalls

mit einem möglichst weichen, «tief in der Brust hinter dem Brustbein sitzendem Ton» husten, «hüsteln» oder, noch besser, sich nur räuspern. Der Brustkorb soll dabei kräftig angespannt werden (Brustbein hochhalten), um möglichst wenig zu pressen.

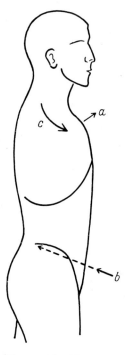

Gelingt dieses «günstigste» Husten wegen zu schwacher Brustmuskulatur nicht, muß statt dessen

die untere vordere Bauchwand – «die Leisten» – beim Hustenstoß kräftig eingezogen werden (Abb. 41).

Um den Hustenreiz zu verhüten, der um so stärker ist, je schneller ausgeatmet wird, muß man bei drohendem Husten

mit dem spaltbreit geöffneten Mund ganz wenig Luft («einen Fingerhut voll») mit einem weichen F *einschlürfen,*

den unteren Brustkorb dabei etwas «in die Breite spannen»,

den Atem anschließend «ganz von selber», unhörbar und äußerst langsam, «abdampfen» lassen,

während man den Brustkorb – paradoxerweise – *gespannt* und *«breit»* hält (wie in 5., S. 73).

Abb. 41 Die «Hustenstütze», a) mit Heben des Brustbeins, b) mit Einziehen der unteren Bauchwand, c) Richtung des Hustenstoßes

Klangerzeugung

Sie muß bereits bei Fehlern systematisch korrigiert werden, die erst bei gewisser Beanspruchung der Stimme, z. B. Singen

87

außerhalb der Mittellage, zutage treten und auch mit Hilfe der in Abschnitt C angeführten Anweisungen und Maßnahmen nicht schwinden. Sonst ist der Nutzen des ganzen Konditionstrainings in Frage gestellt und ein Hochleistungstraining, Abschnitt D, gar nicht möglich.

Korrektur der Atemführung

Ihre Unsicherheit ist stets einer mangelhaften Atemmuskulatur zur Last zu legen.

Zunächst muß daher diese gekräftigt werden, gar nicht selten sogar nach der komplizierteren Methode (s. S. 52 und S. 69). Damit sind dann die Voraussetzungen geschaffen, um sie beim Klang korrekt einsetzen zu können. Erst dann kann man die Atemführung beim Ton nach den in Abschnitt C gegebenen Regeln einüben und sichern.

a) Das *korrekte Luftschöpfen* kann man nach der *einfacheren* Methode wieder lernen, indem man

«ohne jede Pause» weitersingend,

unmittelbar nach dem Absetzen des Tones und *gleichzeitig* mit dem Einsinken des Brustbeins durch den Mund mit dem Rachen einatmet («hä») (s. S. 30/31).

Dabei darf der Mund nicht weiter aufgemacht werden; es würde die Klangbildung beeinträchtigen.

Man übt es zunächst mit einem O oder A ein.

b) Bei hartnäckigen Schwierigkeiten kommt man auf *kompliziertere* Weise besser zum Ziel. Man benutzt dabei zunächst das *Summen auf N(g)*.

Man läßt entweder die hintere Zunge, die dabei hinten am weichen Gaumen liegt,

genau mit dem Absetzen des Tones fallen, während man gleichzeitig dort «mit dem Rachen durch den Mund» und ohne Kiefer und Lippen zu bewegen kurz und schnell einatmet,

gleichzeitig läßt man das Brustbein fallen,

um es dann mit dem neuen Tonansatz wieder etwas zu heben.

Dieses Luftschöpfen übt man unter relativ schnellem Wechseln zwischen Ton und Einatmen.

Noch sicherer wird es in *drei* Zeiten eingeübt:

1. Ansetzen des Tones unter geringem Anheben des Brustbeins,
2. Absetzen des Tones unter dessen Einsinken, begleitet von einem kurzen Ausatmen,
3. schnelles Luftholen mit dem Rachen, ohne das Brustbein zu heben.

Klangbildung und Lautformung

Beide müssen gemeinsam korrigiert werden, da die betreffenden Muskeln in naher Verbindung miteinander stehen und sich leicht gegenseitig beeinflussen und stören können; die empfindlich reagierende Klangbildung wird bereits durch übersteigerte Muskeltätigkeit bei der Lautformung gestört. Dieser Abschnitt, die Technik der Klangkorrektur, mußte, um alle Möglichkeiten zu berücksichtigen, besonders umfangreich werden. Auch ist korrigierendes Üben, wenn es sich erst (um Fehler abzugewöhnen) als unumgänglich herausgestellt hat, verständlicherweise weit komplizierter als dasjenige, welches für die Erhaltung und Kräftigung einer relativ intakten Stimme erforderlich ist.

Bei den gut ausgerüsteten Stimmen der Sänger wird in der Regel *die einfache, direkte Methode* zur Korrektur vollauf genügen, die langwierige, *kompliziertere* dagegen nur selten – und meistens auch nur teilweise – in Frage kommen, wenn hartnäckige Fehler – auch bei geschulten und von Natur aus «schönen» Stimmen[*]) gar nicht so selten – eine gründliche, vorbereitende Umschulung der betreffenden Muskelgruppen notwendig machen.

Häufiger mag das kompliziertere Korrekturtraining bei Berufssprechern angebracht sein.

---

[*]) Diese Stimmen versagen dann, zur schmerzlichen Überraschung (?) ihrer Besitzer, relativ früh. Bis dahin kann ein Künstler durchaus eindrucksvoll und kunstvoll damit singen. Der Könner spielt auch auf kümmerlichen Instrumenten meisterhaft – solange es halt geht.

a) Einfache Korrektur von Klangbildung und Lautformung

Sofern man den Klang noch mit dem nasalen Summer korrekt zustande bringt, kann man, von diesem «Klangkern» ausgehend und Schritt für Schritt fortschreitend, die Stimme mit nachstehendem Programm bis zum kompliziertesten Singen bei vollem, mühelosem Klang schulen.

1. Ansetzen und Halten des Klanges auf N(g)

Man konzentriert sich darauf,
den Ton «innen in der Mitte des Kopfes», «oberhalb des Gaumens», «in Augenhöhe hinter der Nasenwurzel» anzusetzen und diese Stelle, ohne jeden Nachdruck und unter «Halten des Atems» (s. S. 56) zum Klingen zu bringen.

Gesicht und Lippen, Zunge, Mundboden oder Hals dürfen sich dabei nicht im geringsten anspannen, die Kehle darf sich nicht verschieben. Um jeden überflüssigen, schädlichen Aufwand an Anspannung, Druck und Atem zu vermeiden, stellt man sich vor
«gar nichts» bewegen oder anspannen und
«gar keine» Luft verbrauchen zu wollen.

Zur Sicherung der Atemführung läßt man, gleichzeitig mit dem Tonansatz,
den *ganzen* Rumpf weiter werden und sucht ihn, solange der Ton klingt *möglichst weit zu halten* (s. Abb. 11, S. 12 und Abb. 23, S. 54).

Je intensiver die hintere Nase dabei mitklingt, desto besser. Dieses «Dröhnen» oben hinter der «Nasenwurzel» – in der «Maske» – läßt man mit der Zeit immer härter und härter werden und kräftigt damit die für die Klangbildung und -führung maßgeblichen Muskeln des oberen Rachens.

Ein Verspannen des Gesichts sollte leicht zu vermeiden sein; notfalls wird es durch Hängenlassen der Augenbrauen und der Oberlippe verhütet.

Weit schwieriger ist es, eine Verspannung der Zunge und das in der Regel damit gekoppelte Anspannen des Mundbodens, oft unter Beteiligung der vorderen Halsmuskulatur, zu verhindern. Das Anspannen des Mundbodens ist gegebenenfalls deutlich an dessen Außenseite, zwischen den beiden Unterkieferästen unmittelbar hinter dem Kinn, zu sehen, auf jeden Fall aber dort zu tasten; es ist immer ein sicheres Zeichen einer weitreichenden Fehlspannung. Dabei ist stets der Kehlkopf beteiligt, der darüber hinaus auch noch nach oben oder unten verschoben wird (s. Abschnitt B, S. 48).

Diese verhängnisvolle Verspannung läßt sich günstigenfalls dadurch vermeiden, daß

die Zungenspitze mit dem Tonansatz etwas zurückgezogen wird, während man gleichzeitig die breit werdende hintere Zunge zwischen den hinteren Backenzähnen nach unten sinken läßt;

schon die Vorstellung von dieser Bewegung kann die gewünschte Entspannung herbeiführen.

Genügt dies nicht, um auch das Herunter- oder Heraufschieben der Kehle auszuschalten, kann man ersterem durch *Anheben der hinteren Zunge mit dem Tonansatz* entgegenarbeiten, statt diese, wie oben angegeben, zu senken, wobei der Ton genau gleichzeitig mit dem Anheben der Zunge an den Gaumen entstehen muß; die vordere Zunge liegt dabei völlig still, entweder «abgelegt» auf der Unterlippe, oder in ihrer normalen Ruhelage innerhalb des unteren Zahnbogens.

Dem Hochziehen der Kehle begegnet man entweder mit der Vorstellung,

die Kehle mit dem Ton von hinten-oben her nach unten in die Brust hinein blasen zu wollen, oder

durch Zurückziehen der hinteren Zunge, genau gleichzeitig mit dem Tonansatz, nach hinten-unten «ins Genick».

Unwillkürliches Herausdrücken des Mundbodens, das dabei aufzutreten droht, wird durch gutes Entspannen der vorderen Zunge vermieden.

Der Ton soll solange immer nur vorsichtig kurz «angetippt» werden, bis jedes überflüssige und schädliche Mitspannen von irgend einer Seite dabei sicher ausgeschaltet ist.

Gelingt es mit diesen verschiedenen Hilfsmaßnahmen nicht, die Neigung zum Verspannen im vorderen Mund restlos zu beseitigen, muß man auf die kompliziertere Methode zurückgreifen und die betreffenden Muskelgruppen damit vortrainieren, um sie dann korrekt einsetzen zu können.

Sobald man aber den nasalen Summer auf N(g) absolut fehlerfrei ansetzen kann, darf man ihn länger und länger halten, ihn härter und härter klingen lassen und kann ihn schließlich – als Geschicklichkeitsübung – auch mit isolierten Bewegungen des Unterkiefers, der Zunge und der Lippen kombinieren, ohne daß sich dies irgendwie am Klang bemerkbar machen darf.

2. Halten des Klanges bei wechselnder Tonhöhe auf N(g)

Man übt es zuerst in einfachen, kleineren Intervallen, später auch mit getragen gesungenen Melodien. Dabei kommt es auf einwandfrei *bruchlose* Übergänge an.

Dieses gleichmäßige Halten des Klanges – die sichere *Klangführung* – im Intervall wird auf die gleiche Weise zustande gebracht wie das Ansetzen, mit dem Unterschied, daß sich dabei sowohl die atemals auch die klangführende Muskulatur in den Übergängen *mehr* anspannt. Ersteres tritt als geringes zusätzliches Herausspannen der Taille in Erscheinung, letzteres kann man, bei einiger Übung, in der Rachenkuppel spüren.

Man hüte sich vor dem naheliegenden Irrtum, in den Übergängen nach oben mehr Atem als bisher einzusetzen oder gar Druck anwenden zu müssen.

Im Gegenteil: man arbeite lieber mit der Vorstellung,
im Übergang den Atem «zurückzunehmen», außerdem *auf dem alten Ton weiterzusingen, während der neue «von selber entsteht».*
Ausgiebiges Trainieren mit dem Summer auf N(g) ist zur Kräftigung der den Klang haltenden Muskulatur unentbehrlich.

3. Halten des Klanges beim Formen der Vokale

Es kann bereits neben der vorhergehenden Übung auf N(g) in Angriff genommen werden.

Zunächst läßt man die verschiedenen Vokale, bei gleichbleibender Tonhöhe, langsam und gleichmäßig nacheinander aus dem nasalen

Summer entstehen und achtet darauf, daß der Klang dabei ununterbrochen und gleichmäßig weiterläuft. Es empfiehlt sich, den nasalen
Kopfklang anfangs beizubehalten und die Vokale aus dem N(g) in
folgender Weise und Reihenfolge entstehen zu lassen:

N(g) – j – i – e – a – o – u.

Man soll die einzelnen Laute selbstverständlich mit so wenig Bewegung oder Anspannung wie möglich, jedoch *voll* zum Aufklingen
bringen. Der Mund ist zunächst – beim N(g) – etwas geöffnet, die
Lippen dabei aber nicht aktiv beteiligt. Die Öffnung bleibt bis einschließlich «E» die gleiche. Zum «I» wird der Mund etwas breiter
gemacht und bleibt beim E in dieser Stellung, während sich die hintere
Zunge etwas verbreitert.

Zu A wird der Mund weiter aufgemacht, indem man, unter geringem Anheben der Nase (des Oberkiefers), den Unterkiefer *sinken*
läßt (s. Abb. 18); dadurch wird das Ruhighalten der Kehle erleichtert.

Zum O schiebt man nur die Lippen vor (etwas weniger, aber ebenso wie in Abb. 38, S. 83), ohne daß sich die Kieferstellung ändert.

Das U läßt man aus dem O durch weiteres Vorschieben der Lippen
entstehen.

**Umfang und Ausmaß aller dieser sich kombinierenden Bewegungen dürfen
nicht größer sein, als es der perfekte Klang der einzelnen Vokale erfordert.**

Die Kiefer- und Lippenbewegungen sind leicht zu kontrollieren,
müssen aber unter Umständen erst noch gesondert wieder eingeübt
werden (S. 97 . . .).

Die jeweils nötige Einstellung der Zunge erfolgt automatisch, sofern diese nicht verspannt ist oder gewohnheitsmäßig ungünstig eingesetzt wird. Man kann sie, beim Sinkenlassen des Unterkiefers zu
A – O – U, durch die Vorstellung unterstützen, daß sich «der Rachen
nach unten weite».

In ähnlicher Weise wird dann jeder einzelne Vokal für sich allein
geübt, indem man ihn aus dem nasalen Summer N(g) sich entwickeln
läßt.

4. Halten des Klanges beim Vokalsingen mit wechselnder Tonhöhe

Es wird mit den einzelnen Vokalen in der gleichen Weise geübt wie vorher mit den N(g) (dem «ungeformten» Klang). Jedes Abgleiten des Haltes ist dabei deutlich zu hören; es wird genauso verhütet wie beim Summen (s. S. 63, unten).

Nach und nach muß das Vokalsingen einen immer größeren Raum im Übungsprogramm einnehmen, um auch im Halten des Klanges in den höheren und tieferen Lagen sicher zu werden. Gleichzeitig wird aber das nasale Summen als ausgesprochene Kraftübung der dafür zuständigen Muskulatur beibehalten.

Für die Bedürfnisse des Sprechens und des Volksliedes genügt es, so lange zu üben, bis alle im Rahmen von etwa eineinhalb Oktaven liegenden Übergänge mühelos gelingen.

Zu der für den Kunstgesang nötigen Artistik der Stimme gelangt man auf die gleiche Weise und unter entsprechender Erweiterung des Übungsprogrammes.*)

5. Halten des Klanges beim Artikulieren auf einem Ton (Silbenbildung)

Man übt es zunächst in mittlerer Tonlage und in genau der gleichen Weise wie oben, indem man die einzelnen Vokale jeweils mit den verschiedenen Konsonanten verbindet. Es ist bei sicherer Vokalbildung relativ leicht und ergibt sich von selbst, wenn man sich unter korrektem Halten des Klanges um eine deutliche Aussprache bemüht.

Zunächst läßt man die verschiedenen Konsonanten, ausgehend vom zugehörigen Summer (s. Abb. 15, S. 37) und gefolgt von einem Vokal, unter geringstmöglichem Atemverbrauch «von selber» entstehen, wobei der Atem im Rumpf und der Klang im Kopf ununterbrochen weiter «gehalten» wird;

auch dann, wenn der Summton durch einen tonlosen Konsonanten vorübergehend unterbrochen wird!

---

*) Die Ausdrucksfähigkeit der Stimme in allen Nuancen zu entwickeln, ist die umfangreiche Aufgabe der eigentlichen Gesangsausbildung und nicht Gegenstand dieser Elementarlehre.

Dabei lernt man sehr bald, wie die einzelnen Konsonanten korrekterweise zu formen sind. Es erfolgt immer mit denjenigen Einstellungsbewegungen von Kiefer, Lippen und Zunge, bei denen sie unter geringstem Aufwand an Spannung und Bewegung klar und deutlich zu hören sind.

Bei den Strömungslauten H, Ch, S und F ist die Gefahr, sie unter zuviel *abströmendem* Atem zu bilden, besonders groß; auch gute Sänger sind oft nicht dagegen gefeit. Die beste Art, diese Laute zu bilden, findet man jedoch leicht, wenn man

sie jeweils aus dem ihnen zugeordneten Summer (s. Abb. 15) entstehen läßt,

sich bemüht, überhaupt keinen Atem dabei zu verbrauchen,

sich einbildet, die Luft ströme «von außen in den Rachen hinein».*)

6. Halten des Klanges bei artikuliertem Singen

Durch systematisches Singen auf einem Vokal mit wechselnder Tonhöhe und Artikulierübungen in den verschiedensten Kombinationen gelangt man mit der Zeit dahin, auch das eigentliche, melodische Singen zu meistern. Daß man sich dabei zunächst an die mittleren Lagen hält und mit langsamen, getragenen Melodien beginnt (Choräle), ist selbstverständlich. Schnelles Artikulieren erfordert viel Übung.

Beim noch schwierigeren Stakkatosingen müssen sowohl Atemführung wie Klanghalt, genau wie sonst, ununterbrochen eingestellt bleiben, trotz *Aus*setzen des Tones (Atem und Klang werden «stumm» *gehalten*, im Gegensatz zu dem mit *Loslassen* verbundenen *Ab*setzen des Tones).

Das Halten des Klanges im Kopf muß also bei fortschreitender Schulung der Stimme immer in derselben Weise gesichert werden wie von Anfang an. Dadurch läßt sich jeder Verlust an Klangfülle und jede

---

*) Auch der wenig erfreuliche Anblick der «feuchten Aussprache» auf der Bühne bliebe dem Publikum damit erspart.

Schwierigkeit in den Übergängen sicher verhüten. Es ist die Technik des «Einheitsregisters», bei dem im «Brustton» noch der Kopfklang, im «Kopfton» noch der Brustklang enthalten ist – das Geheimnis der gleichbleibend mühelos und voll klingenden Stimme.

7. Halten des Klanges beim Sprechen

Beim Sprechen erfolgen Atemführung und Klangbildung in derselben Weise wie beim Singen. Nur ist das Halten des Klanges dabei etwas mehr gefährdet und der schnelle Wechsel zwischen den einzelnen Lauten erfordert größere Geschicklichkeit. Dafür sind die Intervallschwierigkeiten weit geringer.

Zur Korrektur und Schulung des Sprechens benutzt man daher das oben geschilderte Übungsprogramm bis einschließlich Punkt 4 und geht, sobald man in diesem Abschnitt etwa innerhalb von eineinhalb Oktaven ganz sicher ist, zunächst zum monotonen, «singenden» Sprechen in gleichbleibender Tonhöhe über (Punkt 5). Damit lernt man, den Halt des Klanges auch beim Sprechen nicht zu verlieren, sondern ihn dauernd «weiterlaufen» zu lassen, wie z. B. im Französischen gang und gäbe. Den Klang «stehen zu lassen» gehört aber auch im Deutschen mit seinem Trennen der einzelnen Worte zum guten Sprechen. Am besten hilft dabei wiederum die Vorstellung,

den Ton, unbeschadet aller Artikulation, *ununterbrochen* weiterklingen zu lassen.

Früher oder später macht dann auch das Halten des Klanges beim ausdrucksvollen, individuellen Sprechen keine Schwierigkeiten mehr; das genaue Einhalten der in Abschnitt C aufgeführten Grundregeln ist dabei entscheidend, aber auch ausreichend.

Bei dem ganzen obigen korrigierenden Training soll man, von Stufe zu Stufe fortschreitend, jeweils erst dann zur nächsten übergehen, wenn man die vorhergehende fehlerfrei beherrscht.

Wie lange es dauert, bis der gesunde, volle, mühelose Ton mit dieser Grundschulung der Stimme wieder aufgebaut und eingespielt ist, hängt von der Schwere der Fehler und der Intensität des Übens ab.

b) Komplizierte Korrektur von Klangbildung und Lautformung

Wird man der Schwierigkeiten mit der obigen direkten, einfachen Methode nicht Herr, muß man die einzelnen Muskelgruppen in Kiefer, Zunge, Gesicht und Rachen durch gezielte Sonderübungen vorüben bis man imstande ist,

die Kiefer korrekt zu öffnen (S. 46, Abb. 18),

auf N(g) zu summen, ohne die geringste Anspannung in Mundboden oder Zunge,

die Gesichtsmuskeln beim Ton entspannt zu lassen und nicht unnötig zu bewegen,

Gaumensegel und Zäpfchen beim Einatmen ruhig zu halten.

Sind diese Vorbedingungen erfüllt, kann der korrekte Einsatz aller Teile unschwer wieder eingeübt werden.

Bei diesem Sondertraining muß man das Verhalten der Gesichts-, Kiefer-, Zungen- und Rachenmuskulatur – letztere am hinteren, weichen Gaumen – im Spiegel kontrollieren, um jedes unnötige Anspannen und Mitbewegen auszuschalten.

Störende Verspannungen in Wirbelsäule, Schultergürtel oder Atmung verhütet man dabei so wie auf S. 17 angegeben.

Kiefer

Das korrekte Mundöffnen kann man auf verschiedene Weise wieder erlernen:

1. durch besonders *langsames Sinkenlassen* des Unterkiefers unter *Nachgeben* der Kaumuskeln, mit dem Bestreben,

nicht *vorne* den Mund sondern *hinten* den Rachen öffnen zu wollen. Dabei kommt es darauf an,

den Kieferwinkel (a in Abb. 18) gleichzeitig nach hinten zu führen, während das vor dem Ohr tastbare kugelige Ende des Unterkiefers (b in Abb. 18) auf seinem Platz bleibt.

Beide Stellen sind leicht zu tasten und zu kontrollieren. Gesicht, Lippen und Hals bleiben dabei völlig entspannt und untätig, ebenso die Zunge; letztere soll bewegungslos, «schwer» im Mundboden liegen oder, wenn dies noch nicht geht, breit auf der Unterlippe. Der Ober-

97

kiefer soll bei dieser Übung still stehen.

Manchmal gelingt die richtige Kieferbewegung leichter, wenn man mit geschlossenem Mund «auf dem letzten Backenzahn zu kauen» sucht mit der Vorstellung, dort Rasierklingen oder Stecknadeln zerkauen zu müssen und den Rachen dabei, nach unten zu, möglichst weit werden zu lassen.

Auch langes, weites Offenhalten des Mundes kann die Kaumuskeln veranlassen nachzugeben.

Notfalls findet man die richtige Bewegung über einen Umweg: Der Kiefer wird bei offenem Mund ein paarmal waagerecht vor- und zurückgeschoben und zuletzt hinten stehengelassen. Dann wird der hinterste «Backenzahn» ganz langsam gehoben (die Zähne werden geschlossen) und man läßt ihn dann ebenso langsam, ohne den geringsten Kraftaufwand, wieder in seine Ausgangsstellung zurück*sinken.*

Absolut falsch und schädlich ist es dagegen, wenn

der Kiefer vorn am Kinn heruntergezogen wird,

das obere Unterkieferende sich nach vorne bewegt,

während dahinter, an seinem bisherigen Platz direkt vor dem Ohr, eine Eindellung entsteht.

Meistens ist auch das zugehörige ungünstige Anspannen von Muskeln vorne am Hals oben unter dem Kinn zu sehen oder dort zu tasten. Bei fest eingeübtem falschem Mundöffnen sind allerdings oft erst einige Vorübungen nötig.

2. Kiefer vor und zurück

Bei geöffnetem Mund mit etwa 1 cm Abstand zwischen den Zähnen wird der Kiefer waagerecht vor- und zurückgeschoben. Dabei kommt es darauf an, ihn so weit wie möglich zurückzuziehen.

Die Bewegung wird mit den hinten innen am Unterkiefer aussetzenden Kaumuskeln ausgeführt.

Die Zunge darf sich nicht bewegen, sie liegt entspannt im Mundboden, auf der Unterlippe oder den unteren Zähnen.

Die korrekte Bewegung erlernt sich anfangs leichter, wenn die unteren Zähne – an einem dicken Stift, der, waagerecht in den Mund hineinragend, gegen die oberen Zähne gedrückt wird, vorsichtig entlanggeführt – vor- und zurückgleiten.

Die Übung ist wirkungslos, wenn sich *beim Vorschieben die Kiefer weiter öffnen, Lippen und Zunge anspannen.*
Meistens ist beides schon durch langsames, aufmerksames Bewegen zu vermeiden.

Sonst begegnet man ersterem durch die obige Hilfsmaßnahme (Stift zwischen den Zähnen), letzterem durch «Ablegen» der entspannten Zunge auf die Unterlippe mit der Vorstellung, diese würde «vom Unterkiefer getragen».

Die Korrektheit der Bewegung ist daran zu erkennen, daß
auch ohne Hilfsmittel der Abstand der Zahnreihen gleich bleibt,
die Zunge völlig passiv auf der Unterlippe oder im Mundboden still liegt,
die Lippen entspannt bleiben.

Seitliche Kieferbewegungen, ebenso kontrolliert ausgeführt, wirken in gleicher Richtung wie Übung 2.

Lippen

Ihre Korrektur siehe S. 77–84 (Gesichtsmuskulatur).

Zunge

Man muß sie soweit unter Kontrolle bringen, daß man sie jederzeit entspannt «in Ruhe lassen» kann, *auch* wenn sich die Rachenmuskulatur beim Ton anspannt. Unsicherheiten in dieser Hinsicht sind selbst dort, wo man es anders vermuten sollte, nicht selten.

Die Muskulatur der Zunge – und damit gleichzeitig die des Rachens, mit der sie zusammenhängt – wird zunächst *gedehnt:*

1. *Zunge heraus und herein*

Bei entspanntem Gesicht, etwas breitem, korrekt geöffnetem Mund und ohne den Atem anzuhalten wird die Zunge
abwechselnd so weit wie möglich – bis «zum Kinn» – herausgestreckt und wieder so weit wie möglich nach hinten zurück und gleichzeitig so tief wie möglich nach unten gezogen.

Das Zurückziehen gelingt am besten mit der Vorstellung, die Zunge «vom Genick aus» zwischen die Backenzähne hindurch nach hinten bis ins Genick und dann weiter nach unten bis tief hinunter in den Schlund zu ziehen, so daß sie «ganz aus der Mundhöhle verschwindet».

Dabei dürfen sich Kiefer und Lippen nicht mitbewegen.

2. *Auf der Zunge kauen*

Die Zunge wird so weit wie möglich hinausgeschoben und so gehalten, während die Kiefer langsam auf- und zugemacht werden. Man soll sich vorstellen, die Zunge *beim Schließen der Kiefer «noch weiter» herauszustrecken.*

Bei korrekter Ausführung bleibt die Zunge dauernd an der gleichen Stelle liegen und ist immer gleich breit, die Lippen entspannt.

3. *Vorschieben und Zurückziehen* der Zunge an den oberen Zähnen

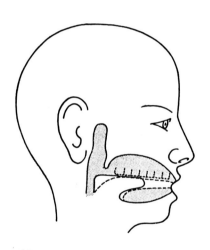

Bei mäßig geöffnetem Mund wird die breite Zunge, mit ihren Rändern beiderseits an der Unterfläche der hinteren oberen Backenzähne entlanggleitend, ganz langsam waagerecht nach vorn aus dem Mund – anfangs ganz wenig, mit der Zeit bis um etwa 1,5 cm – herausgeschoben und ebenso langsam wieder bis knapp hinter die Schneidezähne zurückgezogen.

Die Zunge muß breit bleiben; sie hat die Form einer flachen Schale, ihre Spitze zeigt geradeaus oder etwas nach oben.

Abb. 42

Am besten gelingt es mit dem Bestreben, mit beiden Zungenrändern gleichzeitig auf beiden Seiten an den Backenzähnen «kratzen» zu wollen.

4. *Entspannung der Zunge*

Sie gelingt am besten mit der Vorstellung,

durch intensives Nachgeben «in der Zunge» diese «schwerer und schwerer» werden zu lassen.

a) bei heraushängender Zunge

Dazu wird die Zunge etwas über die Unterlippe hinausgeschoben; sie soll dort völlig still liegenbleiben, indem sie in ihrer ganzen Breite, mit ihren Rändern in den Mundwinkeln, schwer auf der Lippe ruht.

Durch Spannung in Gesichts- und Kiefermuskeln oder Anhalten des Atems wird die Entspannung der Zunge erschwert, wenn nicht gar verhindert.

Korrekt ausgeführt, ist nicht die geringste Bewegung in der Zunge wahrzunehmen (Spiegel!). Der Zungenrücken ist flach, die Zunge bedeckt die ganze Unterlippe und bleibt ruhig so liegen, auch wenn – zur Kontrolle – der Unterkiefer bewegt wird.

b) bei normaler Ruhelage innen im Mund

Die Zunge liegt – bei etwas geöffneten Kiefern – ganz entspannt und losgelassen im Mund. Sie ist dabei breit und flach, der Zungenrücken liegt etwas tiefer als die Zahnkronen. Die Zunge füllt den ganzen Raum zwischen den unteren Zähnen aus, die von ihr kaum berührt werden.

Es gelingt am besten mit der Vorstellung, die Zunge «ganz schwer werden zu lassen», so daß die Zungenspitze vorn, wie im «Wasser schwebend», «zu Boden», die hintere Zunge «in den Schlund hinunter» sinkt.

Die Übung ist erfolgreich, wenn die Zunge bei Kieferbewegungen und beim Atmen in dieser Lage unbeweglich liegenbleibt.

Isolierte Bewegungen der Zunge (Geschicklichkeitsübungen)

5. Die herausgestreckte Zungenspitze wird abwechselnd nach oben und nach unten bewegt. Sie wird dabei – oben wie unten – außen an die Lippen gelegt. Sonst darf sich im Gesicht und im Kiefer nichts rühren.

6. Die Zungenspitze wird langsam am Rande des Mundes herumgeführt. Es soll ganz genau und Millimeter für Millimeter, nur mit der äußersten Zungenspitze, gemacht werden.

7. Zungenspitze spitz und breit.

Die Zunge liegt zunächst entspannt auf der weichen Unterlippe wie bei a) oben. Sie wird sodann abwechselnd schmal gemacht, wobei sie sich etwas von der Unterlippe abhebt, und wieder losgelassen, wobei sie wieder breit auf die Unterlippe zurückfällt. Sie bleibt dabei in ihrer Stellung und ändert lediglich ihre Form durch Spannen und Entspannen ihrer eigenen Muskeln.

Das Schmalwerden der Zungenspitze gelingt am besten mit der Vorstellung, genau mit der äußersten Zungenspitze einen Tropfen von einem spitzen Gegenstand ablecken zu wollen.

Der Zweck der Übung wird verfehlt, wenn die Zunge dabei vorgeschoben und zurückgezogen wird.

8. Zungenspitze «aus der Zunge heraus und in die Zunge hinein» (Abb. 43).

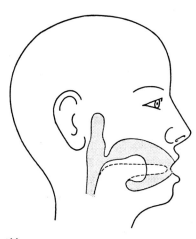

Abb. 43

Die Zunge wird mitten im Mund in der Nähe der oberen Backenzähne schwebend gehalten, ohne Zähne oder Mundwände zu berühren; während die Bewegung mit der vorderen Zunge ausgeführt wird, bleibt ihr hinterer Teil oben zwischen den Backenzähnen stehen.

Die vordere Zunge wird sodann abwechselnd schmal und breit gemacht, wobei sich jeweils ihre Spitze zwischen den Lippen vorschiebt und wieder in die Zunge hinein verschwindet, die dabei breiter und dicker wird.

Es gelingt am besten mit dem Bemühen, *ausschließlich die äußerste Spitze der Zunge zu bewegen, ohne daß diese Zähne oder Lippen berührt.*

102

Die Muskulatur des Rachens ist nur am Gaumensegel, hinten im Mund, zu beobachten, das als bewegliche Wand Mundhöhle und Rachen gegeneinander abgrenzt. Da ihre Fasern zum Teil an der hinteren Zunge ansetzen, übt man sie zunächst durch von ihr ausgeführte Zungenbewegungen.

Der «Fahrstuhl»

Bei dieser Übung wird die Zunge von den Rachenmuskeln nach oben und unten bewegt; es ist der sicherste Weg, um diese zu kräftigen.

Der Mund ist dabei relativ weit offen, die Lippen sind entweder breitgezogen oder völlig entspannt. Ersteres ist anfangs der Übersicht halber am günstigsten; es sichert auch das Ruhighalten der Kiefer. Andererseits besteht die Gefahr, dadurch die Tätigkeit der Rachenmuskeln zu hemmen; sobald wie möglich soll daher mit entspannten Lippen geübt werden.

Die Zunge ist dabei entweder ganz nach hinten gezogen oder liegt völlig entspannt im Mund (s. S. 101). Selbst bewegt sie sich nicht im geringsten, ebensowenig wie Kiefer oder Lippen.

1. «Fahrstuhl» bei zurückgezogener Zunge (Abb. 44).

Die Zunge wird so sehr nach hinten zurückgezogen, daß ihre Spitze vollständig in der hinteren Zunge verschwindet. In dieser Haltung, breit und dick («geballt»), wird sie an der hinteren Rachenwand entlang so weit wie möglich nach oben und so weit wie möglich nach unten *senkrecht* auf- und abgeführt, beim Heben gut nach oben gedrückt, beim Senken tief in den Schlund hinabgezogen. Zungenbein und Kehle gehen dabei mit.

Die Übung gelingt am besten mit der Vorstellung,
die Zunge bis ins Genick zurückzuziehen,
beim Heben *hinter* das Zäpfchen zu gelangen, so daß dieses nach vorne geschoben wird,
mit der Zunge an der hinteren Rachenwand kratzen zu wollen.
Die Übung mißglückt und ist wirkungslos, wenn
der Mund falsch geöffnet ist,

Kiefer und Lippen sich mitbewegen,
die Zunge ihre Form auch nur etwas verändert,
die Halsmuskeln angespannt werden,
der Atem angehalten wird.

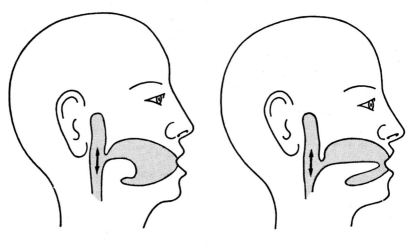

Abb. 44 «Fahrstuhl 1»   *Abb. 45* «Fahrstuhl 2»

Es empfiehlt sich, gleichzeitig mit dem Senken der Zunge auszuatmen. Den übrigen Fehlern begegnet man durch
    Zurückstellen und -halten des Unterkiefers,
    Halten der Lippen mit auseinandergezogenen Mundwinkeln,
    dauerndes, äußerstes Zurückziehen der Zunge.
Bei korrekter Ausführung
    stehen Zähne und Lippen vollkommen still,
    bildet die Zunge ganz hinten im Mund einen breiten Wulst ohne
    jede Andeutung einer Spitze,
    wird ihre Bewegung an der Rachenwand gespürt,
    tritt die Zunge bei ihrem Anheben nicht vor das Zäpfchen, sondern
    dahinter und drängt dieses nach vorn.
    Mit zunehmender Geschicklichkeit gelingt dann auch der
2. *«Fahrstuhl» bei entspannter Zunge* (Abb. 45)

104

Bei dieser Übung bleibt die Zunge entspannt und liegt flach im Mund, entweder breit auf der Unterlippe oder in ihrer normalen Ruhelage innerhalb des Zahnbogens.

Während die vordere Zunge ruhig liegen bleibt, wird die hintere Zunge in gleicher Weise wie oben bewegt; sie soll dabei aber unverändert breit und entspannt bleiben. Die Bewegung ist sehr viel kleiner als bei der vorigen Übung. Zungenbein und Kehle dürfen anfangs ausgiebig, mit der Zeit aber immer weniger mitgehen, bis man sie schließlich völlig stillhalten kann.

Störungen entstehen aus den gleichen Ursachen wie bei der vorigen Übung (1) und werden ebenso wie dort verhütet.

Der Nutzen der Übung ist um so größer, je kleiner der Umfang der bewegten Zungenpartie ist, je leiser das Geräusch, das beim Senken der Zunge durch ihr Ablösen vom Gaumen entsteht, und je weniger Zungenbein und Kehle mitgehen.

Unsicherheiten in dieser zentralen Übung der Rachenmuskulatur begegnet man gegebenenfalls mit einer Reihe von *Vorübungen*.

3. Schnalzen mit der hinteren Zunge

Die Zunge wird mit ihrer ganzen Fläche, auch hinten, fest an den Gaumen gelegt, ihre Ränder liegen ringsherum an den Zähnen. Dann wird, soweit hinten und so spielend leicht wie möglich, durch begrenztes Ablösen vom weichen Gaumen ein schnalzendes Geräusch erzeugt, während die übrige Zunge fest am Gaumen liegen bleibt. Auch hier, wie überall, muß man das Geräusch mit so wenig Aufwand wie möglich zustande bringen.

Notfalls muß man – einleitend – zunächst mit der Zungenspitze vorne am harten Gaumen schnalzen, was nie schwierig ist.

4. «Ng–ga» ganz hinten am weichen Gaumen

Bei diesen Lauten werden auch die Rachenmuskeln automatisch tätig. Zum Ng, dem oft erwähnten hinterem Gaumensummer (s. S. 58), wird die hintere Zunge gehoben, legt sich an den weichen Gaumen und bleibt dort, bis sie mit dem «ga» wieder nach unten geht.

Man läßt die beiden Silben in *gleichbleibender Höhe und Stärke*, in gleichbleibendem, nicht zu schnellem Rhythmus entstehen. Sie sollen mit geringstmöglichem Aufwand an Bewegung und ohne jeden

Nachdruck zustande kommen, die vordere Zunge soll völlig entspannt und breit still liegen. Anfangs läßt man sie auf der Unterlippe ruhen, später in ihrer normalen Ruhelage innerhalb des Zahnbogens.

Kehle und Zungenbein dürfen zunächst mitgehen; beim «Ng» nach oben, beim «ga» wieder nach unten. Später sollen sie sich dabei überhaupt nicht mehr bewegen, genau so wenig wie beim Fahrstuhl 2 mit entspannter Zunge. Die korrekte Ausführung ist daran zu erkennen, daß

die Zunge vorne völlig still liegt,
Zähne und Lippen sich nicht mitbewegen,
der Mundboden sich nicht im geringsten anspannt oder
beim Ng nach unten herausgedrückt wird (s. S. 48).

Sobald die Bewegung fehlerfrei beherrscht wird, einschließlich des Stillhaltens der Kehle, kann die hintere Zunge beim Ng etwas fester an den Gaumen gedrückt und etwas länger dort gehalten werden.

5. Rachen entspannen

Das Gaumensegel wird durch Nachgeben dazu gebracht, breit und tief herunterzuhängen; damit entspannt sich automatisch die gesamte Rachenmuskulatur. Dabei wird durch den Mund weich und flach geatmet, ohne daß sich das länger werdende Zäpfchen mit dem Atem bewegen darf. Es gelingt am besten mit der Absicht,

hinten im Rachen alles weich hängen zu lassen, während der Atem «um das Gaumensegel herum» «nach oben in den Kopf» und «von hinten in die Nase *schleicht*».

6. Gaumensegel anspannen und loslassen

Diese Geschicklichkeitsübung gelingt erst, wenn man die vorige beherrscht.

Beim Anspannen verkürzt sich das Zäpfchen, das Gaumensegel jedoch nicht.

Durch das hier, ab S. 95, geschilderte Sondertraining der betreffenden Muskulaturen wird es schließlich möglich, die perfekte Klangerzeugung usw. nach den Anweisungen der einfacheren Methoden in diesem Abschnitt oder nach denen im Abschnitt C einzuüben und weiter zu sichern und nach Abschnitt D auszubauen.

Zunächst muß jedoch die korrekte Art, den Klang zu bilden und zu Lauten zu formen, die man beim Singen anzuwenden auf obige Weise wieder erlernt hat, unbedingt auch beim Sprechen zur festen Gewohnheit werden. Es ist notwendig, um auch dabei die Stimme korrekt zu üben und keine Fehler wieder aufkommen zu lassen.

Aus der Gesangstechnik des einzelnen Sängers ungünstige Gewohnheiten oder Fehler auf Anhieb zu entfernen, ist natürlich nicht möglich. Daß es angebracht wäre, während der korrigierenden Schulung auf stimmliche Leistungen zu verzichten, liegt auf der Hand.

Aber auch wenn dies nicht möglich ist, kann man es bei hartnäckigem Üben trotzdem nach und nach so weit bringen, daß sich die Korrekturen festigen und schließlich als verbesserte Qualität und größere Leistungsfähigkeit an der Stimme auswirken.

F Anhang

Wirbelsäule

Die Brustkorbmuskulatur wird von jedem Fehler der Wirbelsäule in Mitleidenschaft gezogen; diese müssen daher im Interesse der Atmung und der Stimme auf jeden Fall soweit beseitigt werden, daß die Wirbelsäule dem Brustkorb wieder einen *festen, sicheren Halt* gibt und sich nicht im geringsten mit dem Atmen bewegt. *Normal* ist nur die gut durchgestreckte Wirbelsäule. Diese Haltung soll grundsätzlich beim Stehen, Gehen und Sitzen vollständig, bei allen Bewegungen sonst soweit wie möglich erhalten bleiben.

Man orientiere sich an klassischen Plastiken und an gesunden Menschen aus Ländern, in denen Lasten noch auf dem Kopf getragen werden.

Diese Haltung zu sichern, resp. wieder herzustellen gelingt nur dann, wenn man sich angewöhnt, ständig auf das korrekte Halten der Wirbelsäule bedacht zu sein, sonst nicht.

Im *Stehen* ruht das Gewicht hauptsächlich auf den Hacken; der Scheitel steht senkrecht über den Sprunggelenken resp. über dem des vorzugsweise belasteten Beines (Standbein).

Die korrekte Haltung erreicht man hier dadurch, daß man die Mitte des Rückens dauernd festhält, mit der Vorstellung, den Rücken dort «lang, schmal und etwas hohl» zu machen und die Wirbelsäule von dort aus «teleskopartig» «nach oben und unten hin auseinander» zu schieben.

Der Kopf wird «von der Mitte her» getragen und hochgehalten, der gestreckte Nacken schiebt den Scheitel nach oben und etwas nach vorne und «zieht» den Rücken in gleicher Richtung «in die Länge». Die «Mitte» wird «von den Füßen» getragen und gestützt, so als wollte man sie damit «von der Erde abstoßen».

Im *Sitzen* steht der Scheitel senkrecht über dem Kreuz. Im übrigen wird der Kopf und die Wirbelsäule genauso gehalten wie beim Stehen, jetzt aber gestützt auf die Sitzhöcker des Beckens. Das Kreuz darf auch beim Sitzen *nie losgelassen* werden. Durch häufiges Bewegen, Stellungswechsel, Zurücklehnen, besonderes Durchstrecken und Aufstehen muß die Muskulatur vor Übermüdung und Verspannung bewahrt werden, die besonders bei der ungünstigen Belastung im Sitzen naheliegt.

Hinsetzen und Aufstehen soll man mit gestrecktem Oberkörper, die Knie möglichst nahe beeinander. Daß die Schultern dabei entspannt sein sollen, ist selbstverständlich. Beim Hinsetzen soll das Gewicht des Rumpfes *bis zuletzt* von den Beinen gehalten werden: man soll das Becken führen, *nicht fallen lassen*.

Auch beim Gehen muß das Halten der Wirbelsäule auf die oben beschriebene Weise gesichert bleiben. Diese schwingt im Takt der Beinbewegungen, einerseits um ihre Längsachse – drehend –, andererseits in der Gangrichtung – leicht «schaukelnd».

Ersteres ist daran zu erkennen und ebenso dadurch wieder zu erreichen, daß mit dem Vorschwingen des Beines die gleichseitige Schulter nach hinten geht. Becken und Schultern bewegen sich also gegeneinander. Die Hände pendeln mit den Schultern. Die Bewegung in der Gangrichtung macht sich durch ein geringes Heben des Brustbeins beim Aufsetzen des Fußes bemerkbar und kann auch mit Hilfe dieser Brustbeinbewegung wieder eingeübt werden.

Der Fuß wird mit dem Knie, das Knie, das gut angehoben werden soll, mit der Hüfte geführt. Der Hacken wird zuerst aufgesetzt, bleibt so lange wie möglich am Boden und wird natürlich zuerst abgehoben.

Zusammen ergeben die beiden Bewegungen der Wirbelsäule ein elipsenförmiges Schwingen und in Verbindung mit korrekter Beinarbeit den elastisch federnden, anmutigen Gang. Der Kopf wird dadurch so ruhig gehalten, daß man eine wassergefüllte Schale darauf tragen kann; er schwankt dann auch nicht im geringsten seitlich hin und her, sondern bewegt sich nur ganz wenig, gleichzeitig mit dem Brustbein, auf und ab.

Kleinere Formfehler der Wirbelsäule pflegen sich bei konsequentem Befolgen obiger Anweisungen mit der Zeit automatisch zu bessern; bis sie schwinden, kann es zwei bis drei Jahre dauern.

Auch größere Fehler lassen sich weitgehend beheben, jedoch bedarf es dazu einer zusätzlichen systematischen Behandlung mit speziellen Übungen, um die Wirbelsäule durch Dehnen beweglicher zu machen, ihre Muskeln durch Anspannen zu kräftigen und ihre Wirkung umzustellen. Entsprechende Übungen finden sich in den einschlägigen Systemen. Ihr Erfolg hängt von der Ausdauer ihrer Anwendungen ab, muß aber nach etwa drei Monaten bereits sichtbar werden, auch an der für die Atmung so wichtigen *oberen* Wirbelsäule, die meistens etwas zu kurz zu kommen pflegt.

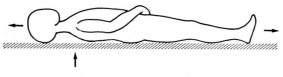

Abb. 46   Die «kleine Brücke»

Zwei einfache, aber sehr wirksame Übungen empfehlen sich für diesen Abschnitt besonders:

a) Das «Brustbeinbewegen» (s. Abb. 26, S. 71)

Ausgeführt ausschließlich mit der Wirbelsäule unter Bevorzugung ihrer oberen Partie, wirkt es bei ihr, als aktive Korrektur, kräftigend.

b) Die „kleine Brücke» (Abb. 46)

In flacher, völlig entspannter Rückenlage (die Fußspitzen sind nach außen gedreht, die Arme liegen neben dem Rumpf) wird die obere Wirbelsäule etwas nach oben (nach vorne) durchgebogen, so daß der Rumpf auf Kreuz und Hinterkopf ruht. Dabei wird sie durch das überaus kräftige Anspannen ihrer Muskeln gestreckt, ein hoher Rundrücken und Nackenknick weitgehend korrigiert. Die Wirkung läßt sich sogar, je nach Bedarf, auf bestimmte Abschnitte einstellen. Sie liegt um so höher, je mehr das Kinn angezogen ist, und wandert mit dessen Anheben weiter nach unten.

Indem man sich mit dem Hinterkopf aufstemmt, ohne ihn dabei aber im geringsten zu verschieben, wird der «obere Brustkorb» (die Schulterblätter) ganz wenig vom Boden abgehoben. Dabei biegt sich die Wirbelsäule geringfügig nach oben durch, und zwar wesentlich im Bereich des Brustkorbes. Lenden- und Halswirbelsäule suche man möglichst auszuschalten. In dieser Stellung bleibt man so lange liegen, wie es ohne Anstrengung möglich ist.

Beim Heben wird etwas ausgeatmet, anschließend normal weitergeatmet.

Man muß sich vorstellen, die Schulterblätter «nur 1 mm» abheben zu wollen, gerade so viel, daß sich ein Blatt Papier darunter schieben ließe, während man sich gleichzeitig so lang wie möglich ausstreckt.

Es ist unbedingt darauf zu achten, daß sich
der Kopf nicht im geringsten bewegt (Hinterkopf fest liegen, Kinn stehen lassen),
Arme und Beine sich nicht anspannen («schwer» liegen lassen),
der Atem nicht angehalten wird.

c) Spannen und Strecken der Wirbelsäule (Abb. 47)
(Isometrisches Spannen)

110

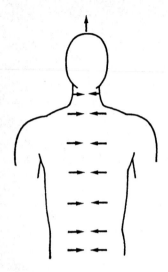

Abb. 47 Strecken der Wirbelsäule durch «Schmalmachen»
des Rückens

Im Sitzen, Stehen oder Liegen sucht man den Rücken möglichst «lang und schmal» zu machen, am besten mit der Vorstellung,

die Wirbelsäule «von unten her» zwischen die gesenkten Schulterblätter hindurch hoch- und in ihrer Mitte wie ein Stativ auseinanderschieben zu wollen,

oder in der Mitte des Rückens – in seiner ganzen Länge – eine Rille zu bilden.

Im Stehen und Sitzen wird der Scheitel dabei nach oben und ein klein wenig nach vorne geschoben. Die Gesäßmuskeln soll man gleichzeitig anspannen, Schultern und Atem aber unbedingt loslassen. Noch besser spannt sich die Muskulatur der Wirbelsäule, wenn man stehend einen Ball von passender Größe gegen den oberen, waagerechten Teil eines Türrahmens drückt.

Brustkorbdeformierungen

Für geringfügige Formfehler reicht es oft schon aus, bei den Bewegungs- und Spannungsübungen des Brustkorbes nach Abschnitt E, S. 68–73, die schwächere Seite zu bevorzugen.

Manchmal genügt es sogar, mit dem Bild des normalen Brustkorbes vor Augen, bei relativ leerer Lunge und schmalem unterem Brustkorb den oberen Brustkorb gewölbt zu halten (Üb. 2, S. 71). Dagegen muß bei Deformierungen, die bereits ins Auge fallen, der Brustkorb zunächst mit dem «Brustbeinbewegen» (s. S. 71, 3) beweglich gemacht werden, damit seine Muskulatur besser zur Wirkung kommen kann.

111

Diese muß dann aber noch besonders intensiv geübt werden, und zwar so weit, daß schließlich die einzelnen Partien des Brustkorbes bevorzugt angespannt werden können.

Zur nachhaltigen, direkten Formverbesserung dient schließlich das *formende Spannen unter Stöhnen*. Es setzt eine durch die erwähnten Kräftigungsübungen ausreichend gestärkte Brustwandmuskulatur voraus.

Unter drucklosem Stauen (s. S. 54) wird die Brustkorbmuskulatur an der zu bearbeitenden Stelle aufs kräftigste angespannt und dabei im Sinne der Normalform «hingebogen». Eingedellte Stellen werden «herausgespannt», herausstehende «hereingenommen». Korrigierende Dreh- und Biegebewegungen der Wirbelsäule dürfen, resp. müssen, besonders anfangs, zu Hilfe genommen werden.

Nach genügender Vorübung der Brustwandmuskulatur und des korrekten Stöhnens sind die Gefahren, die Schultermuskulatur einzusetzen und beim Stöhnen zu pressen, leicht zu vermeiden. Selbstverständlich muß diese «große Formungsübung» genauso vielfältig variiert werden, wie es verschiedene Formen der Deformierung gibt. Die jeweils angebrachte Korrekturbewegung muß am unbekleideten Brustkorb ausgesucht und immer wieder – etwa alle 2–6 Wochen – korrigiert werden, da sich die Wirkungsweise der Muskelgruppen im Laufe der Übungsbehandlung zu ändern pflegt.

Atmung und körperliche Anstrengung

Grundsätzlich soll die Atmung auch bei körperlicher Anstrengung sich selbst überlassen bleiben.

Der Luftwechsel erhöht sich ganz von selbst durch vertieftes, respektive beschleunigtes Atmen. Jedes willkürliche Regulieren stört die bei weitem günstigere automatische Einstellung. Die Art der Atembewegungen bleibt unverändert (siehe laufendes Pferd!). Allenfalls muß ihr Entgleisen, das bei schwacher Atemmuskulatur drohen könnte, verhütet werden. Der Einsatz der sogenannten Atemhilfsmuskeln ist immer sinnlos.

So lange wie möglich wird mit der Nase geatmet. Die bei größerer Belastung notwendige Mundatmung stellt sich, je nach dem Trainingszustand des Kreislaufs und der Atmung, früher oder später ganz von allein ein.

Es ist grundsätzlich davon abzuraten,
Atmung und Bewegung miteinander zu koppeln,
absolut schädlich, den Atem bei stärkeren Muskelanspannungen anzuhalten.

Letzteres geschieht oft unwillkürlich, um bei schwerem Heben u. ä. Rumpf und Schultern zusätzlich Halt zu geben. Ob diese «Ersatzstütze» überhaupt jemals angebracht oder nötig ist, sei dahingestellt; die *normale,* d. h. kräftige, korrekt arbeitende Haltungsmuskulatur – in Beinen und Wirbelsäule – sollte ohne sie auskommen.

Man soll daher das unwillkürliche Atemanhalten grundsätzlich so, wie S. 86 angegeben, vermeiden. Wenn es jedoch auf Grund einer relativen Schwäche der eigentlichen Haltungsmuskulatur unvermeidbar erscheint, den Atem beim schweren Heben anzuhalten, muß dies unbedingt unter *völlig drucklosem Anstauen* bei aufs kräftigste angespanntem Brustkorb (s. S. 54) erfolgen. Sonst werden die Arme unter Überdruck im Brustraum von den prall gefüllten Lungen (unter Pressen) abgestützt – zum sichtlichen Schaden von Atmung und Kreislauf.

Dieses unschädliche «Stützen» gelingt am leichtesten unter leichtem Stöhnen, dem Ächzen. Der von den Japanern u. a. angewandte Schrei wirkt ebenso.

Auch das Tauchen wird durch druckloses Anstauen des Atems erleichtert und das Pressen dabei durch leises Stöhnen bei geschlossenem Mund vermieden. Dabei entweicht eine minimale Atemmenge langsam durch die Nase, genau wie beim Summen; eine Technik, die, nach Filmen zu urteilen, bei exotischen Tauchern bekannt ist.

Schädliche Atemgymnastik

Es bedarf keiner Erläuterung, daß «Atemgymnastik» der üblichen, populären Art der hier skizzierten Atemschulung nicht nur nichts hinzufügen kann, sondern auch bei weitem nicht an diese heranreicht.

Nur sicherheitshalber sei darauf hingewiesen, daß es grundsätzlich **falsch ist, soviel wie möglich zu atmen.**

Auch ist die Annahme irrig, durch vertieftes Atmen die Atmung «bessern» zu können. Jede willkürliche Vermehrung des Luftwechsels belastet den Kreislauf.

Tiefes Ein- und Ausatmen darf nur unter langsamstem Atmen geschehen. Es kräftigt übrigens die Atemmuskulatur ebensowenig wie lange Schritte die Beinmuskeln, ganz zu schweigen von den Lungen.

Sinnlos sind alle Atemübungen, die mit Hilfe der Arme oder des Rückens ausgeführt werden. Sie fördern die Fehlatmung. Die Elastizität des Brustkorbes, der sie zweifellos dienen, erreicht man besser auf andere Art.

Sinnlos ist auch,

das Zwerchfell durch Belastung der Bauchwand kräftigen zu wollen,

das Koppeln von Atem und Bewegung,

das Weitstellen der Nase beim Einatmen,

das Ausatmen auf einen Ton,

Singen und Sprechen auf strömendem Atem.*)

Ausgesprochen schädlich sind:

das Nachdrücken beim Ausatmen, Bauchatmung unter Hervorstrecken der vorderen Bauchwand – des «Bauches» – beim Einatmen und Einziehen desselben beim Ausatmen zu üben.

Mit diesen Hinweisen sollten sich die gängigsten Fehler und Schäden populärer Atemübungen vermeiden lassen; im Zweifelsfalle halte man sich an das Leitbild der Normalatmung und an das Vorbild der Tiere.

---

*) Diese unnatürliche Art der Atemführung ist merkwürdigerweise in der Stotter- und Sprachheilbehandlung immer noch weit verbreitet, obwohl an jeder brüllenden Kuh eindeutig zu sehen ist, wie es gemacht werden sollte.

Atemfibel

Von Dr. J. PAROW

2. Auflage, 62 Seiten mit 19 Abbildungen, kartoniert DM 9,80

Atemfehler und Atemschwäche sind fast ebenso häufig wie z. B. Fuß-
verbildungen und Rückenschwäche. Verhüten lassen sie sich beide.
Nur machen sich Fehler und Schwächen nicht so früh und so deutlich bemerkbar. Korrekturen sind dagegen verhältnismäßig einfach.
Man muß nur genau zwischen korrektem, normalem und fehler-
haftem Atmen unterscheiden können. Eine verständliche Anleitung
dazu wird hier von einem erfahrenen Arzt gegeben.

Die Heilung der Atmung

Von Dr. J. PAROW

2. Auflage, 160 Seiten mit 44 Abbildungen, kartoniert DM 24,–

In dieser Schrift sind sämtliche Übungen, die für eine Korrektur und
Kräftigung der Atmung überhaupt in Frage kommen, bis ins einzelne
genau beschrieben, daß man sie auch ohne besondere Ausbildung
korrekt anzuwenden lernt, selbst dort, wo es sich, wie bei den
asthmatischen Erkrankungen, um schwerste Atemstörungen handelt.
Auch der systematische Aufbau der Atemschulung in den verschiedenen Fällen wird in diesem Buch dargestellt.

Täglich etwas Yoga

Von Dr. I. ARATO

80 Seiten mit 30 Abbildungen, kartoniert DM 12,–

Es gibt viele Yoga-Bücher. Alle eignen sich jedoch nicht für das
Allein-Üben und zur Einführung. Es ist der Leitgedanke des Autors,
ein Mindestmaß von Übungen zu präsentieren, die leicht zu lernen,
auszuführen und zu behalten sind. Lassen Sie sich Zeit, um alles in
Ruhe, Gelassenheit, ohne angespannte Strebsamkeit, aber doch mit
Konzentration gründlich zu erlernen.

Übergewicht – was tun?

Von Prof. Dr. V. TOBIASCH

152 Seiten mit zahlreichen Tabellen, kartoniert DM 19,80

Dieses Buch verfolgt 3 Ziele, 1. soll es übergewichtigen Personen ein
Ratgeber und Helfer sein in dem Kampf gegen schädliche Pfunde,
2. hat es die Aufgabe, den Hausarzt bei der Behandlung fettleibiger
Patienten zu unterstützen, und 3. will es schließlich das Gesundheits-
bewußtsein all derer wecken, die sich selbst zwar noch für normal –
allenfalls für vollschlank, gesund, kräftig, untersetzt, stämmig usw. –
halten, die aber bereits übergewichtig sind.

P A R A C E L S U S   V E R L A G   S T U T T G A R T

Aktive Entspannungsbehandlung

Von Dr. J. FAUST

8. Auflage, 132 Seiten mit 6 Seiten Abbildungen, Ganzleinen DM 28,–

Dr. Faust hat sein Buch absichtlich so geschrieben, daß es auch dem medizinischen Laien ohne Schwierigkeiten verständlich ist. Da hier ein Weg gewiesen wird, der ohne großen Zeitaufwand zum Ziele führt und schon in zahllosen Fällen von Nervosität, Herzbeschwerden, Psychoneurosen, Asthma, Heuschnupfen usw. geholfen hat, kann dieses Buch jedermann – Gesunden wie Kranken – nur wärmstens zum intensiven Studium empfohlen werden.

Yoga und unsere Medizin

Von Dr. G. S. MUKERJI und Dr. W. SPIEGELHOFF

3. Auflage, 136 Seiten, 109 Abbildungen, Ganzleinen DM 32,–

In diesem Buch werden 88 Yoga-Übungen, die Technik der Ausführung sowie die Atmung, Dauer und Heilwirkung gezeigt und mit guten Abbildungen illustriert. Exakte Hinweise für das Lernen geben jedem die Möglichkeit, die Übungen anhand des Buches durchzuführen. Die Übungen sind so einfach behandelt und gut illustriert, daß man sich voll und ganz auf sein Yoga-Training konzentrieren kann und vor jeder Fehlübung bewahrt bleibt.

Heilung über das Nervensystem

Von Dr. D. GROSS

48 Seiten, broschiert DM 12,–

«Was ist Therapie über das Nervensystem? Wie funktioniert das? Was kann man damit behandeln? Gibt es eine Heilung über das Nervensystem? Welche Methoden benutzt die Therapie über das Nervensystem, und wie kommt es, daß man darüber nur so wenig informiert ist?» – Die Fragen wurden dem Autor immer wieder gestellt. Die Antworten gab er in vier Sendungen des Hess. Rundfunks für medizinisch Interessierte. Ein aufschlußreiches Büchlein.

Das Gesicht hinter der Maske

Von Prof. Dr. L. EIDELBERG

2. Auflage, 208 Seiten, Ganzleinen DM 32,–

Das Buch ist interessant und packend wie ein guter Roman auch für Laien geschrieben. Es enthält die Schilderung eines Arbeitstages bei einem Psychoanalytiker. In 8 psychoanalytischen Sitzungen hat man die Möglichkeit, meisterhaft zusammengefaßte Krankengeschichten kennenzulernen, bei denen folgende Störungen zum Ausdruck kommen: Zwangsneurose, Frigidität, Homosexualität, Eifersuchtswahn, Masochismus, Melancholie und Platzangst.

HIPPOKRATES VERLAG STUTTGART